# GÉNÉRALITÉS

# SUR LA GOUTTE

## ET SON TRAITEMENT

PAR

Julien-Wladislas DALKIEWICZ,

Docteur en Médecine de la Faculté de Paris.

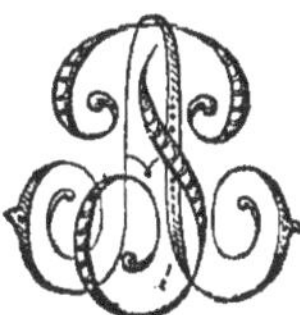

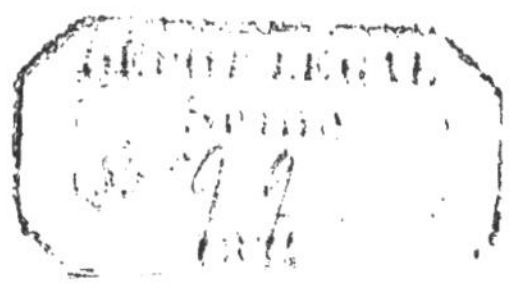

PARIS

A. PARENT, IMPRIMEUR DE LA FACULTÉ DE MEDECINE,

29-31, rue Monsieur-le-Prince, 29-31.

1873

GENÉRALITÉS

SUR

# LA GOUTTE ET SON TRAITEMENT

## GENÉRALITES

### SUR LA

# GOUTTE ET SON TRAITEMENT

> « .... Goutte anomale, plus fréquente qu'on ne le croit, revêt des aspects si divers, la goutte normale elle-même s'écarte si souvent du type que la nosologie lui a créé, que prétendre connaître parfaitement la goutte, serait étrangement s'abuser. »
>
> (TROUSSEAU, *Clinique de l'Hôtel-Dieu*, 1868, t. III, p. 318.)

## AVANT-PROPOS.

La goutte est une des maladies des plus anciennes. Le nombre des auteurs qui ont écrit sur cette affection est très-grand et beaucoup d'entre eux lui ont payé un tribut. Les théories auxquelles elle a donné lieu sont très-diverses, suivant les époques où elles ont été enseignées; elles sont presque toutes contradictoires. Pour trouver des notions basées sur les faits, il faut arriver à la moitié du XIXe siècle, à Garrod; car tous les auteurs anciens n'ont envisagé que ses manifestations et non les causes. Après Garrod, viennent les travaux si bien faits de nos maîtres. Aussi, nous ne pouvons nous flatter de dire beaucoup de choses nouvelles sur cette affection, cependant nous tâcherons de rendre ce travail intéressant.

Dans cette étude, nous nous adressons plus spécialement à la goutte normale, nous passons très-vivement sur la cachexie goutteuse, et nous n'entrons dans aucun détail sur le rhumatisme, nous ne signalons que le diagnostic différentiel parce que le sujet aurait été trop vaste et n'est pas encore assez complet sur ce point, quoique M. Charcot l'ait si bien étudié dans ses savants ouvrages. Nous avons même été obligé de passer, à dessein, sur certains points de la goutte, son étude étant trop complexe pour être envisagée dans un travail aussi restreint que le nôtre.

Nous nous sommes attaché principalement, au point de vue médical, à l'une des causes de la goutte; cause que nous considérons comme capitale, nous voulons parler de la dyspepsie.

Quant au point de vue thérapeutique, inspiré de travaux récents faits sur la lithine, nous proposons en premier lieu, dans cette thèse, un de ses composés, le benzoate de lithine ferrugineux, que nous avons vu appliquer et qui a donné de bons résultats dans la pratique.

En second lieu nous chercherons à démontrer, aussi nettement que possible, l'action des eaux minérales. Et enfin, nous insisterons beaucoup sur l'hygiène à suivre; points qui nous paraissent très-importants dans le traitement de cette affection.

Notre seul désir est de voir que nos efforts puissent être utiles.

## ÉTIOLOGIE.

La goutte est une maladie générale, de l'âge adulte, souvent héréditaire, résultant d'une altération des fonctions de nutrition, amenant la rétention d'un excès d'acide urique dans l'économie, le sang principalement et se traduisant par des accès douloureux, siégeant dans les articulations et laissant après eux des dépôts uriques dans les parties enflammées.

Ce n'est pas une inflammation simple, elle ne se termine jamais par suppuration. Elle abandonne rapidement une articulation pour se porter sur une autre.

Quand elle disparaît, elle laisse une desquamation épidermique, qu'on ne retrouve pas dans les inflammations ordinaires.

On la trouve très-rarement dans le jeune âge, dans l'adolescence et la vieillesse, elle affecte plus spécialement la puberté, l'âge mûr et l'âge de retour. On ne la vu débuter que très-rarement avant l'âge de 15 ans. Garrod rapporte en avoir vu à 9 ans, 17 et 70 ans. Scudamore dit, qu'elle est très-rare avant 20 ans et après 60, et nous voyons par la statistique suivante, dressée par lui, que c'est le plus fréquemment entre 30 et 50 ans qu'on la rencontre. Voici les âges qu'il a observés dans 454 cas :

| | | | | | |
|---|---|---|---|---|---|
| 105 | cas | de 30 | à | 35 | ans. |
| 89 | » | de 35 | à | 40 | » |
| 85 | » | de 25 | à | 30 | » |
| 64 | » | de 40 | à | 45 | » |
| 57 | » | de 20 | à | 25 | » |
| 54 | » | de 45 | à | 50 | » |

D'après la statistique de l'Académie, l'époque moyenne

d'apparition de la goutte serait en France : pour la goutte héréditaire l'âge de 37 ans, et 38 ans pour la goutte acquise.

La goutte est beaucoup plus rare chez la femme que chez l'homme, et on ne la rencontre généralement chez elle qu'après l'époque de la ménopause.

Patissier rapporte que, sur 80 cas de goutte, il ne l'a trouvé que deux fois chez la femme. Les observations personnelles de Garrod concordent parfaitement avec ce résultat. Sur 500 cas de goutte régulière recueillis par Durand-Fardel, il ne se trouve que 22 femmes.

Si nous consultons les auteurs, nous voyons qu'ils ne sont pas tous d'accord sur le tempérament prédisposant à la goutte.

Suivant Cullen, elle attaque les hommes cholérico-sanguins. Il assigne à la constitution des goutteux, certains caractères qui sont généralement regardés comme propres aux constitutions apoplectiques, tandis que suivant Grant et Stoll, elle serait liée au tempérament mélancolique. On trouve chez Gairdner et Garrod, qu'il existe chez les goutteux une constitution très-puissante en apparence, mais manquant de ton.

M. Charcot dit que la goutte ne respecte aucun tempérament affaibli ou vigoureux.

On a admis de tout temps l'hérédité, et elle l'est encore aujourd'hui par la grande majorité des auteurs.

Quelques-uns, Cullen et Copland, entre autres, l'admettent dans tous les cas, tandis que Cadogan, se basant sur ce que ascendants et descendants vivent dans les mêmes conditions et ont des habitudes semblables, repousse l'idée de l'hérédité.

D'après Scudamore, les cas de goutte acquise sont dans le rapport de 84 à 131, et ceux de goutte héréditaire dans la proportion de 84 à 105.

L'observation journalière est toute en faveur de l'hérédité, mais ne fait nullement pour cela nier que la goutte ne puisse se développer en dehors des conditions héréditaires.

Gairdner, sur 156 cas observés, en a trouvé 140 héréditaires.

M. le Dr Braun, sur 65 cas observés par lui, n'en a pas vu un seul qui ne fût lié à l'hérédité, mais il poursuit des recherches jusqu'à la troisième génération.

Scudamore a trouvé l'hérédité 309 fois sur 523 cas. Patissier, 34 fois sur 80 cas, et Garrod, moitié, c'est-à-dire 50 sur 100.

Il nous paraît malheureusement trop démontré que la goutte est une affection héréditaire et que, comme telle, elle n'a pas de tendance à disparaître spontanément, et elle est difficilement curable.

Nous allons jeter un coup d'œil rapide sur les causes considérées comme occasionnelles de la goutte, passer en revue les auteurs, et nous nous arrêterons spécialement aux altérations de nutrition, qui en sont pour nous les principales.

Ce n'est pas d'aujourd'hui, que date l'observation, que les affections des voies digestives ont une grande corrélation avec la goutte; aussi, dit à ce sujet M. le Dr Bouloumié (1), dans un récent travail sur les dyspepsies, la gravelle et la goutte :

« En jetant un coup d'œil sur les principales théories qui ont été émises sur la nature de la goutte, on embrasse les nombreuses causes qui peuvent lui donner naissance et les principaux symptômes qu'elle présente. On voit quelle importance est attribuée aux troubles digestifs dans la production de cette maladie et le retour de ses manifestations. »

La cause prochaine de la goutte est l'accumulation dans le sang d'une humeur qui y circule jusqu'à ce que la fièvre et la douleur articulaire l'aient éliminée (Hippocrate, Galien, Stall), et qui provient de l'imperfection des digestions et

(1) Bouloumié. Les dyspepsies, la grav. et la goutte, 1873.

de l'insuffisance des excrétions (Démétrius Pépagomène).

La goutte provient d'une concoction affaiblie, tant des solides que des fluides (Sydenham).

La goutte est sous la dépendance d'un état spécial du système, nerveux, qui se communiquant au système sanguin, produit un état inflammatoire spécial (Cullen), qui résulte du vice de la dernière digestion ou préparation des aliments (Boerhaave, Barry).

Scudamore dit, que l'estomac est vraiment le médium dans lequel la goutte est créée, et il la considère comme une maladie de réplétion.

Thom. Satton, cité par lui, dit qu'il y a tout lieu de supposer que la cause principale réside dans le canal alimentaire.

Pour Barthez, l'état goutteux du sang est un vice de sa miction qui intercepte, à des degrés différents, la formation naturelle de ses humeurs excrémentitielles. » L'estomac et l'intestin sont, selon lui, principalement intéressés, dans le concours général d'affections des divers organes qui précède et produit la formation des attaques de goutte aux articulations.»

La rétention des matières excrémentitielles en excès est la cause prochaine de la goutte (Forbes, Parkinson, Wollaston, Ch. Petit, Garrod et tous les auteurs contemporains).

Ce fait avait été entrevu de tout temps, mais ce n'est guère que depuis les progrès de la chimie physiologique, qu'on a pu s'en assurer et que dès lors cette idée pathogénique a mis sur la voie du traitement rationnel, qui consistait dans une médication en même temps antidyspeptique et éliminatrice.

« On ne peut, dans l'état actuel de nos connaissances anatomo-pathologiques, considérer les troubles fonctionnels qui constituent les dyspepsies autrement que comme les manifestations d'une névrôse du système nerveux grand sympathique.

« Si d'une part, en effet, on considère le rôle du système nerveux ganglionnaire dans l'acte de la digestion et dans la nutrition en général, si l'on songe que le grand sympathique est un nerf mixte, dont les manifestations de sensibilité deviennent apparentes sous l'influence d'un état pathologique et dont les manifestations de motricité sont exagérées par les divers excitants; si on tient compte de ce que le grand sympathique tient sous sa dépendance les phénomènes de la circulation capillaire, par conséquent la circulation, la calorification et la nutrition; si, d'autre part, on se représente le mode de production des manifestations diverses, les phénomènes primitifs et secondaires, en un mot, des dyspepsies; on ne saurait nier que ces affections ne se développent, se manifestent et s'étendent par suite d'une névrôse du grand sympathique.

« On ne saurait repousser cette dénomination si, s'en rapportant aux définitions admises, on remarque que la dyspepsie est le plus souvent apyrétique, qu'il y a modification exclusive dans certains cas, ou tout au moins prédominante, de la sensibilité ou de la motilité; qu'elle n'est pas en rapport avec une lésion matérielle appréciable qui en constitue le caractère anatomique, et qu'elle n'entraîne pas, dans la structure des organes qu'elle affecte, des changements profonds et persistants.

« La chlorose, qui naît souvent dans les mêmes conditions que la dyspepsie, en est une complication des plus fréquentes, et l'anémie qui les accompagne tend fatalement à les faire passer à l'état chronique, mettant un obstacle capital à une heureuse et prompte terminaison » (1).

La dyspepsie présente dans ses causes et ses symptômes des analogies frappantes avec l'état nerveux ou nervosisme, si bien décrit par M. Bouchut.

(1) Bouloumié, loc. cit.

Elle est au nombre de ses symptômes les plus constants, elle nous paraît même en être fréquemment le point de départ, elle en est dans tous les cas une des manifestations les plus importantes à combattre.

La diversité de formes qu'affectent les troubles dyspeptiques chez les divers individus, suivant les conditions spéciales de constitution, de tempérament, d'habitudes; les transformations qu'elles subissent le plus souvent chez le même individu, militent en faveur du traitement général à administrer concurremment avec le traitement local, presque toujours insuffisant. Celui-ci doit être considéré comme palliatif et symptomatique seulement, dès que les phénomènes secondaires apparaissent.

« Il y a dyspepsie, d'après Beau, quand il y a trouble, faiblesse ou absence de l'acte digestif, quels qu'en soient les symptômes et quelles qu'en soient les causes; et tout naturellement, dit-il, nous tenons aussi à ce qu'on ne sépare pas dans l'idée de dyspepsie, la diminution, l'absence ou l'altération des produits alimentaires absorbables, de la faiblesse, de l'absence ou du trouble de la fonction digestive » (1).

On a justement considéré depuis longtemps comme les causes extérieures les plus importantes, au point de vue de la pathogénie de la goutte, celles qui sont afférentes au régime et l'état de digestion.

La goutte a été de tout temps attribuée aux excès de table et à une alimentation trop substantielle.

L'observation témoigne de la vérité de cette remarque. Presque tous les goutteux, si non tous, sont gros mangeurs et souvent grands buveurs; mais par contre, de tous les individus se livrant aux excès de table, un nombre relativement petit est atteint de la goutte; l'excès de régime n'agit donc d'après nous, que comme une cause possible et non

(1) Bouloumié, loc. cit.

certaine, toujours indirecte d'ailleurs. Il faut pour amener la goutte autre chose que des excès considérés dans le sens absolu du mot, il faut que la nourriture ne soit pas en rapport de quantité ou de qualité avec la puissance digestive, ou que les actes nutritifs ultérieurs soient pervertis, soit que ces deux conditions existent séparément, soit qu'elles existent simultanément, ce qui d'ailleurs survient rapidement si le régime mal approprié est quelque temps continué.

C'est ainsi que, malgré toutes les précautions hygiéniques de tout genre, prises dès le jeune âge, pas des individus que menace une goutte héréditaire, les manifestations arthritiques se déclarent; et c'est ainsi qu'on voit au contraire des individus doués d'une puissance digestive considérable continuer longtemps un régime excessif sans qu'il en résulte l'apparition de la goutte qui ne tarde pas à se manifester dès que surviennent les troubles digestifs.

La qualité des aliments a sur la production de la goutte une influence plus marquée que la quantité; c'est pour cette raison, que certains auteurs considèrent la nourriture animale, dont on fait usage dans les villes, [comme la principale cause de la goutte, tandis que la nourriture végétale, dont on fait plus grand usage dans les campagnes, semble empêcher son développement.

On sait que l'alcool est un agent antidéperditeur (Perrin, Sée) il restreint les combustions, et par là, avait-on cru, diminue la quantitée d'urée, et augmente celle d'acide urique. Mais on oubliait que tout agent qui diminue l'urée, diminue l'acide urique et de plus que l'acool, par son action diurétique, devait en provoquer l'élimination, M. Rabuteau pense que c'est par suite du très-peu de solubilité de l'acide urique et des urates dans l'alcool, que celui-ci favorise la production de la diathèse urique. Ces corps se déposent en certains points, là où la circulation est moins active, comme le sont les cartilages des articulations, mais où l'alcool peut pénétrer en vertu de son pouvoir diffusible et où il les précipite peu à peu et molécule à molécule. (*Lyon médical*, 1872).

Les boissons alcooliques fermentées ont paru de tout temps amener la goutte, les boissons alcooliques distillées ne paraissent pas au contraire agir dans ce sens ; aussi quant à nous, ne pensons-nous pas que les boissons alcooliques ont une influence d'autant plus marquée sur la production de la goutte, qu'elles sont plus riches en alcool, à moins toutefois qu'elles ne soient ingérées en excès ou à jeun.

Garrod dit que les boissons alcooliques provoquent la goutte d'autant plus sûrement qu'elles sont plus alcooliques. Cependant l'influence à cet égard des boissons alcooliques distillées est loin d'égaler celle des boissons fermentées. Est-ce, parce que les premières, comme le dit Scudamore, s'emparent de suite des principes vitaux de la constitution et produisent d'emblée le *summum* de leurs effets, c'est-à-dire l'alcoolisme, ou bien, parce que l'abus des boissons distillées est le plus fréquent dans le peuple où le travail musculaire neutralise leurs effets, relativement à la production de la goutte.

Il faut remarquer, à l'appui de cette dernière hypothèse, que si les excès d'eau-de-vie sont commis par des gens qui ne font pas habituellement bonne chère, les excès de vin le sont, au contraire, par ceux qui y joignent les excès de table.

Garrod conclut de l'innocuité relative des boissons distillées, que ce n'est point l'alcool qui agit pour la production de la goutte.

Les causes, tout extrinsèques, du peu d'action de l'eau-de-vie et des liqueurs, ne devront pas engager à laisser les malades en user tout à leur aise. On ne pourra cependant leur en refuser une petite quantité dans un verre d'eau, après un violent accès de goutte; pour relever leur forces épuisées.

La bière, d'après Todd, est la boisson qui prédispose le plus à la goutte ; Garrod lui, la cite en second lieu et l'a classée dans l'ordre suivant : staout et porter, ale forte, bière amère ordinaire, cidre pris en grande quantité.

Nous voyons que Scudamore dit, que la goutte est devenue plus fréquente à Londres, depuis l'usage du porter, dans les basses classes. Cependant Sydenham usait beaucoup de la petite bière, qu'il préférait dans la goutte à toute autre boisson. Elle renfermait sans doute peu d'alcool.

En Angleterre, l'usage de la bière est une des grandes causes de la goutte (Scudamore, Todd, Watson, Garrod). En Allemagne ni en Hollande, elle ne parait avoir une aussi grande influence. En France, c'est une boisson assez peu usitée, au moins pendant les repas, pour qu'on n'ait pas à en réprimer les excès. Prise en quantité modérée, elle nous paraît devoir agir favorablement comme diurétique.

On peut en dire autant du cidre ; il n'est point connu dans une grande partie de la France et dans les contrées où l'on en boit, son usage ne paraît pas nuisible (Bouchardat). Il n'en serait pas de même en Angleterre.

D'après Scudamore, c'est le vin, qui de toutes les liqueurs fermentées, est la plus dangereuse, après lui viendrait le porter.

Van-Swieten dit que les Hollandais ne sont devenus sujets à la goutte, que quand ils ont fait usage du vin.

Le vin est le plus puissant génératenr de la goutte, parce qu'il contient plus d'alcool, dans un volume donné, que toutes les autres liqueurs fermentées. Cependant les diverses variétés de vins ont des actions fort différentes.

Il est généralement reconnu aujourd'hui que les vins du Midi, et surtout les vins blancs qui sont très-alcooliques, sont fort nuisibles ; ainsi, le madère exporté qui contient 20 pour 100 d'alcool, et le porto, qui en contient 25 pour 100 doivent-être proscrits, d'autant plus sévèrement, que les gens qui en font habituellement usage, font bonne chère et prennent peu d'exercice. Après ceux-là, viennent le malaga, le xérès, le frontignan et les vins sucrés du midi de la France.

Les qualités ordinaires de vins de la Moselle et du Rhin, prédisposent beaucoup moins à la goutte et ne la créent pas de toutes pièces.

Le Dr Braun rapporte que depuis que les habitants des provinces du Rhin ont abandonné l'usage du vin, pour celui de la bière, la goutte est devenue plus fréquente.

M. Bouchardat dit, que l'acide carbonique aurait sa part dans les qualités malfaisantes du champagne. Selon Coste, les hôpitaux de la Champagne étaient pleins de gens attaqués de la goutte. Par conséquent, il sera prudent de se méfier des vins mousseux.

Quant au vin ordinaire, il n'y a aucune raison de le défendre absolument. L'eau pure, comme boisson exclusive, n'est pas toujours sans inconvénient ; elle produit à la longue l'atonie de l'estomac, la mollesse des organes de locomotion, l'affaiblissement des centres nerveux. Sydenham cite l'exemple de gens qui, ayant bu du vin avec excès toute leur vie, moururent, pour avoir voulu y renoncer tout à coup, et ne boire que de l'eau. Il est de haute importance qu'un goutteux conserve assez d'énergie musculaire, pour prendre chaque jour une quantité suffisante d'exercice. On peut donc laisser boire du vin ordinaire rouge ou blanc, mais délié dans deux fois autant d'eau. Le vin blanc peu alcoolique aura même l'avantage d'exciter la diurèse et l'on devra en profiter après chaque repas.

On croit donc, comme nous l'avons dit plus haut, que certains vins blancs du Rhin, jouissent de l'heureuse propriété de diminuer la quantité de l'acide urique dans l'économie. M. Bouchardat suppose qu'ils contiennent tous de l'acide quinique ou de l'acide succinique, qui ont le pouvoir de se dédoubler en acide benzoïque et en acide hippurique soluble ; ou bien encore que le bitartrate de potasse, qu'ils renferment en grande quantité, se transforme en bicarbonate de potasse qui agit alors comme alcalin. M. Liebig en donne la classification suivante :

*Marcobrün*, *Hattenheim*, *Steinberg*, *Rüdesheim*, *Geisenheim*.

M. Bouchardat voudrait qu'on utilisât cette connaissance des propriétés des différents vins, et qu'au moyen d'opérations agricoles, on transformât une partie du bitartrate de potasse des raisins en biquinate. Il l'a tenté, dit-il, dans ses vignobles de Bourgogne, et a obtenu à côtè des crus qui donnent la goutte, ceux qui la guérissent.

Malgré les propriétés de ces vins considérés comme anti-goutteux nous recommandons de ne pas faire d'excès en rai son de l'alcool qu'ils contiennent.

L'usage du thé, du café et du chocolat a été proscrit dans la goutte, peut-être trop sévèrement. Nous avons vu d'autres auteurs employer au contraire, le café contre les accès aigus (G. Sée, Baglivi, etc.). Toutes ces substances par les principes (théine, caféine, théobromine) qu'elles renferment sont des agents anti-déperditeurs. Par l'action de ces alcoloïdes il faut les rapprocher de l'alcool, mais s'il est vrai que l'alcool n'agisse qu'en précipitant l'acide urique de sa dissolution dans le sang (Rabuteau) il n'est pas dit que l'analogie aille jusque-là. Ces substances renferment, il est vrai, une petite quantité d'azote, mais pas suffisante assurément pour produire de grands effets.

MM. Robin et Verdeil disent qu'elles jouissent de la propriété de déterminer la formation spontanée des cristaux d'acide urique qui se déposent dans le sang. Si l'on s'en rapporte à l'observation, leurs propriétés nuisibles ne paraissent pas bien démontrées, puisque en Chine. malgré l'usage du thé, il n'y avait paraît-il, pas un seul goutteux; en Pologne et surtout en Russie, malgré l'usage considérable qu'on en fait, on en trouve peu. Les Turcs, les Allemands, les Américains, les habitants des colonies françaises usent impunément du café d'une façon qui est loin d'être modérée.

Garrod dit, que le café est nuisible, pris en grande quantité, mais il ne dit rien d'un usage raisonnable. Il serait difficile de le défendre trop rigoureusement à certaines personnes qui y sont habituées. Trousseau, Réveillé-Parise, MM. Bouchardat et Galtier-Boissière, accordent deux petites tasses de café ou de thé par jour.

Pour nous, convaincu comme nous le sommes, que la goutte résulte d'une altération des fonctions de nutrition commençant souvent dans les premières voies, nous posons en principes que le goutteux, comme toute autre dyspeptique, se trouverait aussi mal de la suppression absolue de cet excitant, s'il y est depuis longtemps accoutumé, que de son abus et qu'*a priori* on ne saurait raisonnablement interdire ou autoriser l'usage de tel ou tel aliment, ou de tel ou tel condiment. Ce que le goutteux digère le mieux, tout ce qui favorise chez lui la digestion, est ce qui convient le mieux à son état en ayant soin, bien entendu, de lui faire éviter tout excès, ce qui d'ordinaire n'est pas la tâche la plus facile.

A ces causes que nous trouvons capitales au point de vue de notre sujet, et sur lesquelles nous nous sommes arrêté longuement, nous n'allons que seulement énoncer les autres.

Une autre cause c'est une influence exercée par une action cérébrale, M. Charcot rapporte à ce sujet l'exemple des deux Pitt, le premier, le comte de Chatam n'était pas un adorateur de Bacchus, William Pitt, son fils, ne lui ressemblait pas sous ce rapport, attendu qu'il ne prenait jamais la parole dans une assemblée, sans avoir réchauffé son éloquence par des libations abondantes. (Charcot).

L'excès du coït qui est aussi rangé, comme une des causes occasionnelles de la goutte, ne peut véritablement être regardé comme telle, que parce qu'ordinairement il est accompagné d'excès de la table.

Enfin l'intoxication saturnine, admise et rejetée tour à tour par les auteurs. M. Gubler (1), qui a observé à l'hôpital Beaujon un grand nombre de saturnins, déclare n'avoir jamais rien constaté chez eux, qui dénotât la diathèse urique.

En France, MM. Cornil et Bucquoy (2) ont observé la goutte chez des gens étant sous l'influence de l'intoxication saturnine, mais dans des cas bien rares, tandis qu'en Angleterre et surtout à Londres, elle est considérée comme une cause majeure de la production de la goutte. Quant à nous, nous croyons que c'est plutôt l'usage exagéré de la bière qui en est la cause.

*Description de l'accès.*—La goutte se traduit par des accès dans les articulations et après chaque accès, l'on ressent un bien-être d'apparence de santé parfaite (Sydenham, goutte franche).

Ces accès sont ordinairement spontanés, mais auparavant prévenus par de la roideur dans les articulations. Ils frappent le plus fréquemment la nuit.

Les uns comparent la douleur caractéristique de cette maladie, à une sensation de morsure, les autres à celle produite par un violent coup de bâton. Il en est encore qui croient avoir une foulure, ce qui rend parfois le diagnostic très-difficile.

Cette sensation réside chez la plupart des sujets dans l'articulation métatarso-phalangienne du gros orteil. On observe alors de la rougeur, de la tuméfaction, de la turgescence des veines ; le membre prend une coloration violacée et se couvre quelquefois d'ecchymoses. Gairdner dit, qu'il se développe parfois une fluctuation, soit apparente, soit réelle ; si elle est réelle, c'est la présence d'un excès de liquide dans la synoviale articulaire qui l'occasionne.

(1) Gubler. Union médicale. 2 juillet 1858.

(2) Bucquoy. In Bull. de la Soc. des médecins des hôp., 24 avril 1868, et Union médicale, 23 juin 1868, t. V, p. 948.

La fièvre, les frissons erratiques, un état nerveux, une extrême irritabilité et une diminution notable dans la quantité d'urines ; ces dernières laissant déposer par le refroidissement des sédiments abondants. Tels sont les symptômes généraux formant le cortége de ces manifestations locales.

On voit s'amender ces symptômes dans la matinée, mais pour revenir le soir ou la nuit. Selon Garrod, cet état à une durée de cinq à six jours si la médecine intervient et de huit à quinze dans le cas contraire.

Ce sont donc, comme on le voit, une série de petits accès intermittents laissant des intervalles de repos.

L'œdème envahit promptement le membre tout entier ; à la pression la marque du doigt reste ; à la disparition de l'œdème, suit une desquamation superficielle. Ces symptômes manifestés, le malade éprouve un grand soulagement, et est tranquille jusqu'à la crise prochaine.

M. Charcot résume ainsi dans son livre (*Maladies des vieillards*), les symptômes de la goutte aiguë, nous les reproduisons tels que :

1° L'invasion brusque et le caractère spécial de la douleur ; un français cité par Watson, comparant une sensation qu'il avait éprouvée, aux effets d'une forte pression, disait, qu'au premier tour de vis, c'était le rhumatisme, mais qu'au second tour, c'était la goutte.

2° L'œdème du membre, vers le début de l'accès, la desquamation à son déclin.

3° L'absence de suppuration.

4° Le siége spécial des accidents qui se localisent de préférence au gros orteil.

5° La réaction fébrile, dont l'intensité est proportionnelle au nombre des jointures affectées, contrairement à ce que nous observons dans le rhumatisme chronique.

Comme fait le plus saillant des phénomènes consécutifs, on constate le soulagement éprouvé à la fin de l'attaque.

Cette sensation de bien être relatif est dûe probablement à la destruction d'une certaine proportion d'acide urique.

*Modification de l'état local.* Souvent après le premier accès, les mouvements articulaires ne sont pas gênés ; cependant on observe quelquefois, la rigidité de l'articulation prise ou la persistance du gonflement œdémateux. Garrod dit, que ces derniers cas dépendent d'un traitement peu judicieux, comme l'application des sangsues sur le point malade ; suivant Todd, Garrod et Trousseau il y aurait, mais dans des cas très-rares, production d'ankylose dès le début, d'autres fois formation du tophus.

Chez la plus grande partie des goutteux, le siége préalablement affecté est le gros orteil, soit d'un seul côté, soit de deux à la fois. Scudamore établit que sur 512 cas de goutte, le gros orteil a été frappé 373 fois au premier accès, soit isolément, soit avec d'autres jointures ; et que sur ces 373 cas, il en vit 341 dans lesquels, les accidents étaient mono-articulaires.

Les cas, dans lesquels le gros orteil n'est pas pris pendant le premier accès, à ceux consécutifs, sont très-rares, cependant Garrod et M. Charcot disent en avoir observé et alors, dans ce cas c'est sur le genou ou toute autre jointure.

Nous signalerons *la goutte aiguë généralisée primitive* qui frappe plusieurs jointures en même temps, dès le premier accès, un grand nombre d'articulations, grandes et petites peuvent être affectées simultanément.

Elle présente, sous ce rapport, la plus grande analogie avec le rhumatisme articulaire, au moins sous le rapport symptomatique. Les accès, dans cette forme de goutte, ont une durée de plusieurs semaines ; Trousseau l'a appelée *goutte à paroxysmes successifs*.

Dans la goutte aiguë et même chronique, les membres supérieurs ne sont jamais pris dans la première attaque ; c'est par extension, que la goutte envahit les autres articulations. Quelquefois cependant, i arrive que pendant l'attaque, on observe un déplacement instantané de la fluxion sur la jointure homologue de l'autre côté, ou sur une autre plus ou moins éloignée.

Il se peut bien que la première attaque de goutte reste isolée, mais c'est là un fait très rare ; la règle est, que les accidents se reproduisent dans un temps plus ou moins éloigné. Au début, la goutte semble accorder d'assez longues vacances à ses tributaires ; il ne se produit qu'un accès tous les trois ans. Plus tard les accidents reviennent annuellement ; ils se manifestent ensuite deux fois par an, au printemps et à l'automne. Ce qui signale déjà une modification dans les habitudes pathologiques, car les premiers accès, en général, se déclarent à la fin de l'hiver (Trousseau). Les circonstances influant sur ce dernier, sont :

1° L'idiosyncrasie du malade,

2° La gravité de la maladie.

3° Le régime, la vie, le traitement.

4° L'influence du temps suivant la saison, influence devenant d'autant plus puissante, que la goutte est de date plus ancienne. C'est ce principe dominant, qui fait que le goutteux a plusieurs attaques dans une année et aux mêmes époques.

Ces attaques violentes et fébriles, rapportées plus haut, sont propres aux individus de constitution robuste. Chez les individus débilités les paroxysmes sont moins intenses, apyrétiques quelquefois ; la goutte n'en a pas moins son caractère d'acuité. Quant aux phénomènes locaux, ils sont absolument les mêmes. On nommera donc celle-ci *goutte asthénique aiguë*, et la première *goutte sthénique aiguë*.

Nous allons maintenant examiner les caractères de la *goutte confirmée*, qui offrent plus de facilité pour le diagnostic, qui servent à bien trancher la différence entre la goutte et le rhumatisme noueux.

D'après les auteurs, un des premiers endroits où se formeraient les tophus, serait l'oreille externe. C'est en quelque sorte un des premiers indices révélateurs de la goutte ; ainsi Garrod rapporte avoir pu prédire à l'avance l'explosion de la goutte, chez un dyspeptique, à la présence d'un tophus de l'oreille. Le malade n'avait jamais eu aucun symtôme du côté des articulations, à l'époque où il le consultait, et il ajoute avoir encore vu ces concrétions se former chez un malade cinq ans avant l'apparition d'aucun symptôme du côté des jointures. M. Charcot a observé lui-même un cas de tophus de l'oreille, un an avant l'explosion du premier accès. Idler, Scudamore, Cruveilhier les ont signalés, et M. Charcot, tout récemment, dans son ouvrage sur les maladies des vieillards.

Sur 37 cas, Garrod a rencontré 17 fois des tophus extérieurs ; 7 fois sur l'oreille seulement, 8 fois sur l'oreille et près des jointures ; une seule fois, au niveau d'une articulation sans coïncidence d'un dépôt tophacé de l'oreille. Fernet est aussi d'avis, que ces concrétions peuvent quelquefois précéder de longtemps les autres déterminations de la goutte et permettre de reconnaître sûrement l'existence de cette maladie en dehors de toutes manifestations articulaires. De là, on comprend leur importance au point de vue diagnostic.

A défaut de concrétion de l'oreille externe par ordre de décroissance, ce sont les concrétions des paupières (Fontaine), les ailes du nez (Bäcker), la joue, les paumes des mains, les corps caverneux.

Nous signalons encore la turgescence des veines se traduisant souvent par une certaine rougeur du nez, les déformations très-appréciables des articulations phalangiennes des mains, même lorsqu'elles n'ont pas été le siége d'accès douloureux intenses.

La congestion veineuse du petit bassin est sussi très-fréquente : elle se traduit par des hémorrhoïdes ; très souvent, par de la gêne dans les fonctious du gros intestin (ventre proéminent, constipation habituelle).

L'excéma siégeant entre les bourses et la cuisse gauche principalement, est aussi on ne peut plus fréquent chez les goutteux.

Dans la première forme de goutte, on constate un excès passager d'acide urique, tandis que dans la seconde cet excès d'acide urique est permanent. Dans ce cas là, on observe très-souvent, des douleurs sympathiques du côté des reins, dans la région lombaire, à la nuque ; la migraine se retrouve dans les deux cas, mais est bien plus marquée dans la goutte chronique.

Aux indications précédentes, se joignent celles qui résultent de certains états particuliers dont nous avons déjà parlé (arrêt de transpiration, gêne circulatoire abdominale, hémorrhoïdes, constipation, etc.).

C'est dans la goutte confirmée qu'il convient d'employer les préparations lithinées, les eaux minérales et les alcalins en général.

Si les douleurs sont trop vives, et que les accès se prolongent avec intermittence, il faudra donner le sulfate de quinine, le colchique.

Si on abandonne la goutte à elle-même, ou si l'on a donné une médication intempestive, on la voit entrer dans sa dernière forme, la *cachexie goutteuse.*

Il résulte donc, de ce que nous venons de dire, que l'on devra avaut tout, rétablir les fonctions digestives, et dans ce cas, on donnera les antidyspeptiques de toute nature, principalement les eaux minérales alcalines faibles ; telle que Vittel, le Boulou, Saint-Martin de Férouillat, Marcols, Contréxeville, Néris, etc., et l'on proscrira les fortes comme Vichy, Vals, Karlsbad, etc., ainsi que le colchique.

## ANATOMIE PATHOLOGIQUE DE LA GOUTTE.

Nous allons donner très-sommairement l'anatomie pathologique de la goutte. Depuis un temps très-long, on avait constaté chez le goutteux des tophus et des dépôts crayeux; mais ce n'est que depuis Garrod que l'on a précisé ces lésions. En effet, c'est lui qui a démontré que le moindre accès de goutte laisse une empreinte indélébile sur les tissus envahis.

Nous allons d'abord exposer les lésions des articulations qui ont les caractères anatomiques constants et caractéristiques.

A la première attaque, on constate la formation de dépôts d'urate de soude dans le cartilage diarthrodial (1). MM. Charcot et Cornil ont constaté qu'ils occupent la partie la plus superficielle et sont logés, soit dans l'intervalle des cellules, soit dans leur intérieur même, ainsi que nous l'avons observé.

A mesure que la goutte progresse (état chronique) on remarque l'envahissement de la synoviale. M. le professeur Rouget, place les dépôts qui se forment alors dans les cellules épithéliales. La boue blanchâtre qu'on trouve dans les articulations, est de l'urate de soude provenant de la desquamation épithéliale.

On voit même quelquefois les ligaments s'incruster, enfin les tendons et les bourses synoviales peuvent en devenir le siége. C'est alors qne ces dépôts prennent le nom de *tophus*.

La matière constituant ces dépôts examinée à l'œil nu, paraît amorphe et ressemble à du plâtre de Paris; vue au microscope, elle paraît entièrement formée de cristaux aciculaires. Avec intervention de l'acide acétique il y a production de cristaux rhomboëdriques d'acide urique; ce réactif seul, sert à demontrer la présence de cellules du cartilage.

Le liquide boueux, renfermé dans la cavité articulaire, donne assez souvent une réaction acide; examiné au microscope, il présente des débris épithéliaux et des cristaux.

(1) Garrod. On gout. Londres. 1865, p. 211.

Pour les lésions inconstantes, on trouve souvent, quand on ouvre l'articulation d'un goutteux, à une époque qui n'est pas éloignée d'une nouvelle attaque, un excès de liquide dans la cavité articulaire; la synoviale est rouge, vascularisée, injectée ; mais ces phénomènes ne vont jamais jusqu'à la suppuration.

Dans les cas de goutte invétérée, on rencontre toutes les lésions de l'arthrite sèche, l'usure de cartilage, les ulcérations consécutives et les bourrelets osseux. M. Charcot dit en avoir vu, mais il les considère comme des faits exceptionnels.

Comme nous l'avons dit plus haut, la goutte n'a pas toujours pour siége le même point. Ayant déjà énoncé ses endroits de prédilection, nous dirons avec tous les auteurs, que c'est dans les cas rares et exceptionnels qu'on voit la goutte se porter sur la colonne vertébrale, sur l'articulation temporo-maxillaire (Ure), sur les cartilages aryténoïdes (Garrod), enfin sur les osselets de l'ouïe (Harvey) dont le résultat est un nouveau genre de surdité.

Nous empruntons à M. Charcot (1) les résultats de ses études nécroscopiques. « Nous déduirons de cette étude né-
« croscopique, un certain nombre de considérations dont
« l'importance, au point de vue clinique, ne saurait être con-
« testée :

« 1° Remarquons d'abord, que l'incrustation des cartilages
« est inséparable de la goutte articulaire, et paraît exister
« dans le premier accès.

2° Chez un sujet goutteux, les jointures qui ont été ma-
« lades, sont les seules qui présentent cette lésion du carti-
« lage ; on ne la trouve quelquefois que dans une seule arti-
« culation.

« 3° L'incrustation d'urate de soude persiste en dehors

(1) Charcot. Mal. des vieillards, p. 52.

« des accès; dans leur intervalle, elle peut ne se révéler à « l'extérieur, par aucune déformation appréciable.

« 4° Cette lésion est propre à la goutte, et ne se ren- « contre jamais dans le rhumatisme articulaire, soit aigu, « soit chronique. »

*Reins.* — Ces lésions ont été étudiées par tous les médecins, depuis Arétée jusqu'à Sydenham; Morgagni, de Haen, de Musgrave, Hoffmann, Wepfer, Van-Swieten avaient déjà signalé la coexistence des accidents, dont les voies urinaires sont le siége avec ceux de la goutte. Chomel, Civiale et Rayer ont étudié plus spécialement les lésions produites par la lithiase rénale. Malherbe dit que cette affection peut exister, en dehors de toute diathèse, et se montrer parfois dans le rhumatisme chronique.

Grâce aux travaux modernes, entrepris par Todd, Johnson, Cecley, Garrod et, en France, Rayer, Castelnau, Charcot et Cornil, on est arrivé à connaître parfaitement la nature des lésions rénales dans la goutte. Ces altérations se rencontrent fréquemment chez les goutteux; Garrod émet le principe qu'elles sont à peu près constantes, sous une forme on sous une autre.

On admet les trois formes suivantes :

La *néphrite goutteuse* (Rayer). Dépôts uriques dans la substance des reins *Gravelle des reins* (Charcot).

*Néphrite uratique* (Durand-Fardel). Dépôts uratiques.

*Rein goutteux* ou *néphrite atrophique* (Castelnau, Todd, Garrod, Charcot).

La *néphrite goutteuse* de Rayer, préférablement nommée *néphrite graveleuse*, est caracterisée par le dépôt de petits grains rouges, composés d'acide urique, fixé dans la substance corticale ou tubuleuse du rein, dans les calices et les bassinets.

La *néphrite uratique*. Dépôts uratiques. C'est Castelnau qui, le premier, signale cette forme de dépôts qu'on trouve dans les reins. D'après sa description tous les cônes tubuleux renferment des dépôts de matière blanche comme l'émail, en tout semblable à celle des articulations. L'analyse, faite par Larroque, montre que ces dépôts sont composés d'urate de soude. Ils ont été décrits également par Cecley, Todd et Garrod sous forme de stries d'un blanc mat; ils les nomment *chalk-like substance* (*withe streacke*).

Quant au rein goutteux, *néphrite atrophique*, de Johnson, Todd, Dickenson, Garrod et presque tous les auteurs anglais, il ne doit être considéré que comme une expression pathologique de la goutte. On ne l'y voit que dans la goutte invétérée.

Nous ne faisons qu'énoncer ces altérations, ne pouvant nous y arrêter.

Nous allons toucher seulement à la goutte viscérale (*cachexie goutteuse*), parce qu'à cette période, tous les moyens curatifs sont, pour ainsi dire, inutiles et que même les palliatifs sont impuissants comme amélioration. Les données, sur cette forme de goutte, sont très-incomplètes. Les lésions trouvées à l'autopsie des sujets ayant eu la goutte chronique, ne relèvent pas de l'affection goutteuse elle-même, mais sont considérées comme des complications. Celles qu'on observe le plus souvent, sont la gravelle rénale et la pierre; les altérations de la néphrite parenchymateuse, le catarrhe de l'estomac et de l'intestin; les varices hémorrhoïdaires et l'athérome cardio-artériel. Graves a noté, comme assez fréquents des foyers de ramollissement dans le cerveau ou dans la moelle, ou encore des hémorrhagies.

Il est vrai qu'on a trop souvent rapporté à la goutte la plupart des altérations trouvées à l'autopsie chez un goutteux. On est d'avis que la constatation de la présence des traces d'urate de soude pourrait empêcher cette confusion, et permettre alors de se montrer affirmatif sur ce point.

Bence-Jones dit avoir rencontré, chez un goutteux, des dépôts d'urate de soude cristallisé, dans les parois des tubes bronchiques ; Gairdner rapporte plusieurs cas d'inflammation de cerveau, qu'il attribue à la présence des concrétions uratiques dans les méninges ; Albert a signalé de semblables produits à la surface des méninges rachidiennes. Dans un cas de goutte intense, Garrod a vu, sur les cartilages aryténoïdes, plusieurs petits points blancs, formés d'urate de soude. On trouve, dans les archives de Virchow (1868), un cas analogue de concrétion goutteuse laryngée (1).

Selon M. Guéneau de Mussy, un grand nombre des concrétions morbides auraient pour origine la goutte, et il serait intéressant de rechercher si la transformation crétacée des tubercules n'aurait pas souvent lieu dans les races goutteuses. Il est probable, dit-il, qu'on retrouve l'acide urique dans un grand nombre des lésions goutteuses. M. Lancereaux l'a signalé dans les plaques lithoïdes de l'athérome arthritique. Je ne serais pas étonné qu'on les découvrît dans les sécrétions des arthritides, dans le développement desquelles son intervention est rendue vraisemblable par les expériences de Gigot-Suard. Je l'ai vainement cherché dans les sécrétions cutanées (N. Guéneau de Mussy).

Lobstein et Mesuyer, de Landerer, Bence-Jones, Bramser, Samuel, Edwards et Lancereaux rapportent avoir rencontré de l'acide urique dans les concrétions de l'aorte et des valvules du cœur.

## DIAGNOSTIC.

Le diagnostic de la goutte est un point très-important pour le traitement comme pour le pronostic.

Il repose sur les trois éléments suivants :

1° L'état du sang et des urines ;

2° Les lésions locales liées à la dyscrasie urique ;

3° Les manifestations qui lui ont été rattachées.

(1) Jaccoud. Dict. de méd. et de chir. prat., art. Goutte, p. 580.

Chacun de ces trois éléments n'a pas une valeur absolue, quant à l'affirmation de l'existence et de la nature de la maladie ; mais, par leur réunion, on peut porter un diagnostic certain. Il se trouvera confirmé par les caractères accessoires, tirés des circonstances étiologiques, du mode d'invasion, de la marche et de la terminaison des attaques, ou fournis par les phénomènes prodromiques et locaux de l'accès.

Quant au diagnostic de la goutte viscérale, métastatique, alternante, larvée, il ne peut être établi sur la considération exclusive des formes qu'elle peut revêtir.

Dans le cas d'incertitude, il est bon de s'aider des indices que nous énumérons ci-dessous :

1° La soudaineté du début ;
2° La grande mobilité et la tendance au déplacement ;
3° La nature de phénomènes morbides ;
4° Le siége des accidents ;
5° L'inefficacité du traitement qui ne s'adresse pas à la diathèse goutteuse.

D'après Bourguet, le diagnostic n'est pas difficile à établir, lorsque une de ces manifestations se montre chez un homme goutteux, alternant avec les accès de podagre, présentant des caractères de soudaineté et de bizarrerie dans la marche. Cependant, selon Garrod, il faudra apporter une grande réserve en ce qui concerne le cerveau et la moelle épinière et surtout se rappeler que chez les goutteux, ces organes deviennent quelquefois le siége de lésions n'ayant aucune relation directe avec l'état diathésique, mais qui, cependant, peuvent entraver le développement de la goutte articulaire.

Notre cadre étant trop restreint pour nous permettre d'entrer dans des détails sur la différence entre la goutte proprement dite, le rhumatisme et les autres affections arthritiques, nous nous bornons donc à reproduire le diagnostic différentiel de ces trois maladies si bien fait par Garrod.

*Tableau indiquant le diagnostic différentiel de la goutte, du rhumatisme articulaire aigu et de l'arthrite rhumatoïde.*

| GOUTTE. | RHUMATISME AIGU. | ARTHRITE RHUMATOÏDE OU RHUMATISME GOUTTEUX. |
|---|---|---|
| Très-souvent héréditaire. | Moins souvent héréditaire que la goutte. | Moins souvent héréditaire que la goutte. |
| Beaucoup plus fréquente chez les hommes. | Plus fréquent chez les femmes. | Plus fréquent chez les femmes? |
| Survenant rarement avant la puberté et généralement beaucoup plus tard | Plus fréquent chez les personnes jeunes, et généralement avant l'âge mûr. | Aussi fréquent chez les sujets jeunes que chez ceux avancés en âge. |
| Provoquée par la bonne chère, le vin et la bière. | Se rencontre surtout chez les sujets affaiblis; n'est pas provoqué par le vin, etc.; est provoqué par les refroidissements. | Amené par des causes débilitantes et quelquefois provoqué par le froid; n'est pas amené par le vin, etc. |
| Une ou plusieurs des petites articulations affectées dans les premières attaques, et spécialement le gros orteil. | Les grandes articulations plus souvent envahies que les petites, et généralement plusieurs à la fois. | Grandes et petites articulations affectées également. |
| Douleur considérable; œdème et desquamation épidermique. | Douleur moins intense; œdème très-rare. | Moins de douleur; tuméfaction considérable; souvent un peu d'œdème. |
| N'amène pas d'inflammation aiguë des tissus du cœur. | Cause souvent péricardite et endocardite aiguës. | N'a pas de tendance à produire les maladies de cœur. |
| Mouvement fébrile modéré. | Mouvement fébrile considérable, trop accusé pour provenir seulement de l'inflammation locale. | Généralement peu de fièvre. |
| Accès périodiques dans les premières attaques. | Accès non périodiques. | Pas de périodicité. La maladie est généralement progressive. |
| La première attaque ne dure guère que huit à dix jours. | Les attaques durent généralement beaucoup plus longtemps. | Durée des attaques indéterminée. |
| Sang riche en acide urique. | Pas d'acide urique dans le sang. | Pas d'acide urique dans le sang. |
| Dépôt d'urate de soude dans les cartilages et les ligaments enflammés. | Aucun dépôt d'urate de soude. Cartilages non ulcérés. | Pas de dépôt d'urate de soude. Cartilages ulcérés. |
| Amène souvent une maladie des reins. | N'a aucune tendance à amener une maladie des reins. | N'a pas de tendance à amener une maladie des reins. |
| Produit souvent des concrétions tophacées à l'extérieur. | Ne produit jamais de tophus. | Ne produit point des concrétions tophacées, mais cause souvent une tuméfaction considérable. |

(1) Nouv. dict. de méd. et chir. prat., art. Goutte. Jaccoud, 1873, t. XVI, p. 622.

PRONOSTIC.

Le pronostic de la goutte est très-variable ; ainsi on voit que la goutte des sujets faibles et doués d'une grande sensibilité nerveuse, est peu grave, quoiqu'elle occasionne des douleurs répétées et intenses, tandis que chez les individus d'une forte constitution, les lésions articulaires ne sont fâcheuses qu'autant qu'elles reparaissent plusieurs fois sur la même jointure ; car, dans ce cas, elles peuvent donner lieu à des altérations organiques plus ou moins profondes, en passant à l'état chronique.

M. Durand-Fardel a établi quatre catégories, résumant les divisions que l'on peut établir dans cette maladie, au point de vue de pronostic :

1° La goutte ne se traduit que par des manifestations légères, éloignées, et sans exercer d'influence apparente sur la santé générale ;

2° La goutte entraîne des manifestations violentes, douloureuses, plus ou moins rapprochées, mais sans que la santé générale reste notablement troublée dans leurs intervalles ;

3° Elle détermine des lésions permanentes, plus ou moins douloureuses, qui privent le malade de l'un ou de plusieurs de ses membres et entraînent des déformations considérables ;

4° Elle produit à la longue un état général de cachexie qui menace incessamment, et abrège toujours l'existence.

Quant au pronostic de la goutte métastatique, il est impossible de le soumettre à aucune règle fixe.

Pour la goutte rétrocédée, ses accidents se manifestent souvent chez des sujets atteints de goutte chronique, ayant les reins fonctionnant mal, accident d'une extrême gravité lorsque le cœur, l'estomac et le cerveau sont affectés.

Garrod conseille, dans ce cas, de faire l'examen de

l'urine qui sera, dit-il, d'un grand secours dans certains cas. Il permettra, en effet, de reconnaître le degré de lésion rénale.

Il ne faut pas s'en tenir à la recherche de la présence ou de l'absence de l'albumine, il est important de se bien rendre compte de la proportion des matériaux solides excrétés par les reins, et, en particulier pour l'acide urique.

## DIATHÈSE URIQUE.

Ce sujet étant beaucoup trop long pour que nous puissions entrer dans des détails, dans un espace si court que l'est le nôtre, et que nous nous en sommes entretenu dans la définition de la dyspepsie (étiologie), nous renvoyons aux ouvrages si bien faits de Garrod, MM. Jaccoud, Charcot, Robin, Rabuteau, Gigot-Suard, etc. Nous nous contenterons donc d'indiquer le procédé le plus simple, pour reconnaître la quantité d'acide urique, et par là voir s'il y a excès.

Il consiste à déposer 5 grammes de sérum dans un verre de pendule, à y ajouter quelques gouttes d'acide acétique, à y mettre un fil; après on laissera reposer le liquide dans un lieu sec pendant trente-six ou quarante-huit heures. On met alors le fil sous la lentille du microscope, et l'on voit s'il existe des cristaux rhomboédriques; ceux-ci sont composés d'acide urique.

Il faut, pour obtenir ce résultat, bien observer les précautions suivantes : 1° Que le sérum soit frais, sans cela les matières albuminoïdes qui s'y trouvent y développent de la fermentation, et alors l'acide urique se décompose en oxalique, en urée et en allantoïne, comme s'il était en présence de l'oxyde pur de plomb. 2° Le trop grand dessèchement du sérum doit être évité ; car, dans ce cas, il se formerait des cristaux de phosphate ammoniaco-magnésien ; cependant on pourra remédier à cet inconvénient, en se servant de la propriété qu'a ce sel d'être très-soluble, on y ajoutera donc un peu d'eau pour le fondre, et l'on verra alors apparaître ces masses rhomboédriques, qui sont composées d'acide urique.

Ce procédé ne peut servir qu'à décéler l'excès de l'acide urique; car à la quantité normalement contenue dans le sang, il n'est pas assez sensible alors. Il décèle la présence d'un soixante-cinq millième d'acide urique dans le sang. (Garrod). Il suffit pour la pratique.

Si l'on n'a pas de sang à sa disposition, on peut le remplacer par la sérosité d'un vésicatoire, appliqué sur tout autre point que celui envahi par l'inflammation goutteuse.

Quant aux procédés chimiques pour reconnaître l'acide urique contenu dans le sang d'un goutteux, nous ne pouvons les indiquer pour la raison que nous avons donnée plus haut, et ensuite parce qu'ils sont rapportés en détail dans les auteurs, et que nous ne pourrions par conséquent que les répéter.

Pour nous, cet excès d'acide urique a son point de départ dans un vice de fonction de nutrition, commençant par les premières voies assez souvent; d'autres fois, dans les modifications ultérieures que subissent les produits de la première digestion; la présence de l'acide urique dans le sang n'étant pas, comme on a l'air de le croire depuis les travaux de Garrod, la maladie elle-même.

Il faut, pour que la nutrition soit normale, que les fonctions d'assimilation et de désassimilation s'exécutent normalement. C'est ce qui explique comment on a rapporté la goutte à des causes très-diverses, qui, toutes, de près ou de loin, amènent une modification dans les fonctions de nutrition : arrêt de la transpiration, gêne circulatoire abdominale, etc.

Si on remonte de ces causes à des causes plus élevées, on voit que toutes, en apparence différentes, entraînent ou accompagnent une altération des fonctions de nutrition, soit dans les premières voies (appareil digestif), soit dans les secondes (appareil d'assimilation).

### TRAITEMENT.

Nous allons marquer rapidement les traitements suivis contre la goutte par les anciens ; ils indiquent d'une manière bien déterminée les diverses opinions auxquelles a donné lieu cette maladie.

Nous nous étendrons sur les diurétiques, et principalement sur les alcalins et les eaux minérales.

Pour Hippocrate, la première indication est de faire cesser la constipation : « Le travail des entrailles, dit-il, soulage les goutteux; les goutteux constipés ne peuvent pas guérir. » Il prescrit donc les lavements, les suppositoires, et, quand les douleurs ont cessé, les purgatifs, principalement l'élatérium. Il a recours aussi à la saignée et rapporte l'habitude qu'ont les Scythes, quand ils sentent des douleurs dans leurs articulations, de s'ouvrir les veines.

Il recommandait l'usage habituel du petit-lait, ainsi que celui d'ânesse, et comme traitement local : 1° Les ablutions abondantes sur les articulations, afin de produire, dit-il, un engourdissement passager ; 2° les ventouses, les scarifications et les moxas.

Après lui, nous ne trouvons comme médecin que Celse qui ait écrit sur la goutte; car ce ne sont plus que les poëtes qui ont pu nous apprendre ce qu'elle était devenue en l'absence des médecins.

Ennius, qui a eu la goutte, l'a très-probablement traitée par le vin, selon le précepte de Caton, et il en mourut.

La goutte a été épidémique à Rome sous l'empire ; nous voyons que Musa a traité l'empereur Auguste, atteint de cette affection, par les bains de mer et les eaux d'Albula, et l'a guéri.

Horace a essayé tour à tour, et sans succès, les eaux sulfureuses de Baïa et les eaux glacées de Clusium et de Gabas.

Ovide a essayé de tous les moyens, et n'a pu se guérir, quoique les remèdes ne manquassent point. Nous citons à ce propos le passage suivant de Lucien, qui en a mis l'énumération dans la bouche même de la goutte personnifiée : « Rien ne peut apaiser mon courroux, dit-elle, ni les victimes immolées sur mes autels, ni la fumée de l'encens, ni les plus riches offrandes. »

A cette époque, les moyens les plus imaginaires sont mis en usage sans raison aucune ; nous ne les donnons pas ici, parce qu'ils sont complètement passés de la pratique et insignifiants pour la plupart, sinon tous.

Nous arrivons à Celse ; il recommande la saignée au début comme propre à arrêter les accès, et même les supprimer, pour un temps plus ou moins long, et parfois pour toujours; les vapeurs sulfureuses de Baïa, l'eau froide au moment de l'inflammation des articulations, et l'eau chaude aussitôt après la disparition de cette inflammation. Il prescrit de plus l'hygiène et l'exercice corporel, par lequel il traite la douleur pendant l'accès. « Il est tout à fait nécessaire, dit-il, que les personnes qui éprouvent des douleurs nerveuses, comme il arrive dans la goutte des pieds et des mains, fassent exécuter autant que possible des mouvements aux parties affectées, et les exposent à la fatigue et au froid. »

Le succès des eaux de Baïa est attesté par Pline, qui rapporte les histoires de plusieurs goutteux guéris par les différentes façons suivantes : Tels se sont plongé les pieds dans le vinaigre chaud au plus fort de l'accès; un autre a été plus radicalement guéri encore par des onctions faites aux jambes et aux pieds, avec une drogue vénéneuse; enfin, un autre en enfonçant les jambes jusqu'aux genoux dans un tas de blé.

Nous trouvons rapportée une lettre de Cassius, de Parme, qui dit avoir été débarrassé d'une douleur goutteuse, à la suite d'un bain dans les eaux glacées du Cydnus. Ces eaux ont été aussi recommandées par Strabes aux hommes atteints de la podagre.

Galien, considérant que la goutte est due au flegme, à la bile et au sang, oppose la saignée à l'accumulation du sang, les purgatifs à celle de la bile. Il dit avoir obtenu de très-bons résultats, par une saignée pratiquée au printemps chez des hommes atteints de la podagre.

Il prescrit, comme diurétique, la racine de persil dans du vin, les résolutifs et les moyens répercussifs. De même qu'Hippocrate, il ordonne les affusions d'eau froide contre les douleurs des articulations.

Nous arrivons à Arétée de Cappadoce, qui préconise l'ellébore blanc comme purgatif. Il prescrit comme moyens locaux les bains de vin et d'huile de rose, ainsi que les cataplasmes, les applications chaudes et l'enveloppement des articulations atteintes dans la laine.

Quant à Cœlius Aurelianus, qui considère la goutte comme une affection complètement locale, il la divise en deux groupes : *goutte froide*, si elle cède aux applications froides, et *goutte chaude* dans le cas contraire.

Il est contre l'usage des purgatifs et des vomitifs, mais il les remplace par une profusion de remèdes. Il insiste beaucoup sur les exercices physiques, et sur la diète absolue au début et à la fin des accès. Selon lui, le diacentaurium, le diascordium et autres remèdes, peuvent donner lieu à des accidents chez des individus non préparés. Il émet l'idée qu'un long usage des amers prévient le retour des accès de goutte. Comme traitement local, il vante les scarifications, les lotions avec de l'eau chaude ou un mélange d'huile et d'eau.

Alexandre de Tralles pratique la saignée; mais il accorde sa préférence à un traitement prophylactique, et s'oppose par la tempérance à l'augmentation de la masse du sang. Pour combattre l'accumulation de la bile, il ordonne les purgatifs résineux, surtout lorsque les attaques se prolongent, contre la diathèse il emploie comme usage interne les amers, et principalement l'aristoloche. Il combat les douleurs locales par les irritants et les antiphlogistiques, et il enduit les tophus avec un onguent composé avec l'huile de térébenthine, ammoniaque, sang-dragon et litharge.

Nous arrivons à Aétius d'Amida qui admettait, outre l'hérédité, comme cause de la goutte, l'atonie locale des extrémités et la surabondance des humeurs. Dans le premier cas, il pratique des frictions et applique un topique composé d'un mélange d'eau et de sel; dans le second, saignée et purgatifs.

Il est le premier qui signale l'hermodacte. Selon M. Planchon, l'hermodacte ne serait autre chose que le colchique panaché (C. *Variegatum*). Pour Linné, c'est l'iris (*tuberosa ou fritillaire*). Fuchs a démontré, en 1826, qu'il appartient au genre colchique. Lobel, Granovius, Forksall, Richard, ont admis une espèce imaginaire (*C. Illyriacum*), tandis que Miller, Murray, Moquin-Tandon, se sont rangés à l'opinion de M. Planchon.

Aétius employait le bulbe de l'hermodacte. Il signale comme inconvénient de son emploi : érosions à l'intérieur, sensations de brûlures et de pesanteurs à l'estomac, selles sanguinolentes. D'après Trousseau et Pidoux, il engageait les goutteux et les rhumatisans, tourmentés des douleurs aux pieds et aux mains, de tenir dans les mains des pierres d'aimant.

Paul d'Égine qui, quant aux causes de la goutte, est du même avis qu'Aétius, proscrit un exercice immodéré, les excès vénériens, les mauvais aliments et le vin, emploie le colchique, varie les topiques, parce que, dit-il, leur emploi longtemps prolongé tantôt soulage, tantôt enflamme.

Le médecin Démétrius Pépagomène, qui fut appelé pour soigner Michel Paléologue, qui était goutteux, est le premier qui ait dressé une monographie complète de la goutte.

Il est grand partisan des vomitifs et des purgatifs, qui, selon lui, ont pour but l'élimination des principes d'excrétion. Il vante dans ce cas l'hermodacte, qu'il appelle therium articulorum. Il pratique la saignée dans le début de l'accès, recommande comme topiques les narcotiques.

Les médecins arabes ont partagé les vues des anciens quant à l'étiologie de la goutte et son traitement.

Nous voyons Sérapius, Avicenne, Rhazès, préconiser l'hermodacte ou surengium, les uns employer les fleurs, les autres le pollen.

Ils donnaient comme purgatif plus doux le myrobolas, les prunes sèches, le tamarin; Avicenne et Rhazès employaient, comme topique, contre la douleur des articulations, le feu, les affusions d'eau froide et l'eau salée.

Nous voyons donc par ce coup d'œil jeté rapidement sur le traitement des anciens, qu'ils avaient pour but de combattre la goutte, par le traitement interne, qui se résume dans les purgatifs, les vomitifs et les évacuants; au nombre de ces derniers, principalement l'hermodacte; pour les uns, le sang et la bile, pour les autres la pituite, le flegme ou un mélange de ces différentes humeurs, qu'ils considéraient comme les causes de la goutte. En y joignant la saignée, nous avons envisagé leur traitement général. Ils ont accordé une grande part, comme on le voit par cet exposé, aux moyens topiques.

Celui que nous voyons le plus rapproché des idées modernes est Démétrius Pepagomène.

Au moyen-âge les médecins s'en sont tenus aux idées que nous avons mentionnées plus haut. Seul Paracelse a envisagé la goutte comme provenant d'une acrimonie des humeurs synoviales, et l'a combattue par les purgatifs et l'hermodacte.

Boerhaave ordonne :

1° La conserve de romarin, dans du vin du Rhin, dans le

but de remédier aux mauvaises digestions et, par là, prévenir la goutte.

2° Un mois ou deux avant le jour présumé du retour de l'attaque, de se faire pratiquer une saignée.

3° D'éviter surtout la constipation par des lavements, et ne pas faire usage des purgatifs, il les condamne d'une manière absolue.

4° Il conseille fortement l'usage du savon et du nitre, donné trois fois par jour et pendant un an, dans la goutte confirmée la plus invétérée. Clerk pensait que le savon est le meilleur dissolvant de la matière goutteuse.

5° Enfin de rétablir la perspiration cutanée, en frictionnant les goutteux, matin et soir, avec de la flanelle sèche et chauffée, sur toutes les parties du corps, spécialement les articulations. Moyen excellent, attendu que tout le monde sait que les gens qui suent des pieds ne sont point sujets à la goutte.

Van-Swieten, qui partage les idées de Boerhaave, dit s'être très-bien trouvé des effets de l'extrait d'aconit, qui amène un soulagement au bout de quatre jours, et guérit au bout de trois mois, sans exciter ni selles, ni urines, ni sueurs. Quant à la dissolution des tophus, il conseille des onctions faites avec de l'huile de térébenthine pénétrée de vapeurs du chlore.

Van-Helmont a employé contre la goutte, l'urine tirée de la vésicule allantoïde du veau.

Barry, donnant beaucoup d'importance à la rétention de la sueur, est d'avis, qu'il faut la provoquer par tous les moyens possibles ; frictions, exercices, remèdes diaphorétiques, diète absolue. Il prescrit aussi, dans le but de diminuer les douleurs, les bains de vapeur d'eau chaude. Quant à la prévention du retour des attaques, il la combat par le réglement des digestions et des excrétions.

Th. Sulton donne les purgatifs, spécialement, l'élaterium associé à l'opium.

Parry, qui attribue la goutte à un certain état du système circulatoire, la traite par la saignée.

Scudamore, veut qu'on fasse d'abord disparaître les congestions, soit en favorisant les hémorrhagies naturelles, soit en saignant, purgeant et recommande l'abstinence, l'exercice et le repos d'esprit. Pendant le paroxysme, il accorde la préférence aux purgatifs, qui ont pour but, selon lui, de favoriser la sécrétion de la bile altérée, évacuer les résidus acides de la mauvaise digestion et dégager la veine porte. C'est la manière d'agir du colchique et de l'eau médicinale, quoïque parfois ces substances soient dangereuses. Scudamore les ordonne. Pour parer à cet inconvénient on donne l'extrait acétique de colchique associé à la magnésie, et encore le donne-t-on à très-petites doses, toutes les deux nuits, en mettant au moins six heures d'intervalle entre chacune d'elles.

Pour Cullen, il n'a pas trouvé de remède efficace, et pour lui, la goutte n'est pas curable, cependant il dit qu'on peut la prévenir par un régime approprié et l'usage des alcalins, il accorde de l'efficacité aussi à la saignée pendant et après les paroxysmes.

Pour les purgatifs après l'attaque il s'y montre opposé, en raison de ce qu'ils font courir le danger de la reproduire, et il conseille les laxatifs.

Il dit, avoir vu cesser les douleurs articulaires, par l'usage de la poudre de Portland, remède spécifique employé en Angleterre, mais elle a l'inconvénient de donner lieu à des asthmes, des hydropisies et des paralysies mortelles. Il vante les antispasmodiques (musc, camphre, assafœtida).

Nous ne faisons que de mentionner le savant tableau de la goutte, fait par Sydenham (1683).

Il proscrit la saignée, les purgatifs, les sueurs provoquées. Il prescrit les remèdes qu'il nomme digestifs (thériaque, quinquina). Son but, était de retablir les digestions et de changer l'état des solides et des liquides, tels qu'ils sont dans la goutte. Il n'a connu aucun des spécifiques vantés alors.

Nous arrivons à Musgrave (1703) et nous voyons qu'il recommande les purgatifs contre les premiers symptômes, afin d'enlever une certaine matière morbifique, et rendre ainsi l'ensemble de l'accès moins violent. Pendant l'attaque la saignée est bonne chez les pléthoriques. Il prétend, que les boissons acides et rafraîchissantes, données par certains auteurs, pour calmer la soif, sont mauvaises, car, selon lui, elles transformeraient la goutte régulière en colique arthritique ; il admet l'usage de l'eau froide et déplore que les vésicatoires ne soient pas plus employés, attendu qu'ils leur donnent la propriété de prévenir, dans certains cas, de nouveaux accès, en enlevant une certaine quantité de sérosité. Il a employé l'emplâtre de Cumin pour pouvoir fixer l'attaque de goutte dans une articulation. Il combat le dégoût d'aliments et le manque d'appétit qui reste souvent après cette attaque, par l'application d'une emplâtre stomachique sur l'épigastre, l'exercice à l'air libre, l'usage de l'eau de Spa et les aliments analeptiques. Pour les tophus il conseille de pratiquer une petite incision, d'introduire un tuyau de plume et d'aspirer la matière.

Piets conseille l'acide vitriolique, un doux diurétique, des lotions de la verge et des bourses avec l'eau froide.

Rondelet et Van de Hayde (1758) regardent l'eau comme le spécifique de la goutte.

Hoffmann, en 1761, préconise les purgatifs, il est le premier, après Boerhaave, qui fait l'essai empirique de lamédication alcaline. Il conseille les ventouses sous la plante des pieds et proscrit tous les autres topiques.

Desault (1780), de concert avec Lobb, recommande l'usage des bains tièdes, les préparations martiales et les toniques.

Un an après, Grant et Stoll recommandent les frictions sèches, le changement de lit, l'exposition à l'air. Ils regardent, comme moyen souverain, pour prévenir l'attaque, la marche dans une eau claire (Strabon, Pline, eau de Cydnus).

Stoll prescrit les lavements et les purgatifs légers (tamarin, crême de tartre, etc,), de manière à ne produire que deux ou trois selles en vingt-quatre heures. Cheyne et Desault sont du même avis.

Cardan affirme avoir guéri des malades perclus avec une décoction sudorifique et des purgatifs résineux.

Cadogan est d'avis qu'il faut provoquer la sueur au moyen de frictions.

Quarin dit avoir retiré de grands effets de l'emploi de l'extrait d'aconit, à doses progressives.

Barthez (*Traité des maladies goutteuses*, 1802) admet deux sortes de spécifiques dans la goutte :

1° Les uns agissent par leurs vertus antigoutteuses seules (aconit, etc.).

2° Les autres par leurs propriétés antigoutteuses et par propriétés physiologiques qu'ils possèdent (colchique, etc., drastiques, vomitifs, etc.).

A l'approche de l'accès de goutte, l'avis de Barthez est de diriger la matière morbifique, vers les extrémités inférieures, et de la faciliter lorsqu'elle a de la peine à faire explosion. Pendant l'accès, tout doit tendre à favoriser la nature. Si sa marche est régulière : nourriture légère, absence de préoccupations, etc, Réserver les aliments substantiels et le vin, pour les jours qui suivent la crise. Quand la fluxion et la douleur dépassent certaines limites, il faut les combattre par les purgatifs, par les saignées locales ou générales pratiquées avec précaution, par la diaphorèse, par l'eau froide prise à l'intérieur ou appliquée topiquement; enfin par les épithèmes émollients ou narcotiques.

Si la fièvre qui accompagne l'accès, donne lieu à quelques indications, ce sera la saignée, si elle présente des caractères inflammatoires; les purgatifs, si elle est gastrique; enfin, si elle est simplement dépurative, il faudra la laisser agir sans entraves. Dans le but de prévenir le retour des attaques, Barthez recommande l'usage de vêtements chauds, l'exercice réglé et suffisant, pour que toutes les parties du corps soient mises en mouvement, les bains, surtout les bains froids, les frictions sur la peau; de ne boire que de l'eau et s'abstenir rigoureusement de vin de Champagne et de vins blancs, une nourriture végétale. En fait de remèdes, après les spécifiques, il recommande la saignée, les purgatifs, les diaphorétiques, les stomachiques et les amers (poudre de Portland).

On voit d'après l'historique qui précède que le traitement de la goutte a été très-complexe, que les remèdes les plus divers ont été employés; nous n'entrerons donc pas dans des détails sur tous, attendu qu'il nous faudrait un volume pour les comparer et que dans cette modeste étude, tel, n'est pas notre but.

Nous allons donc nous contenter de parler des diurétiques les plus employés et considérés comme les plus efficaces, c'est-à-dire ceux qui sont restés dans la pratique d'aujourd'hui, ce sont, dans le règne végétal : 1° La *digitale*; 2° la *scille*; 3° la *feuille de frêne*; 4° l'*uva ursi*; 5° le *buchu*. Et dans le règne minéral : le *bicarbonate de soude* et très-peu celui de *potasse*, la *lithine* et *ses sels*, le *silicate de soude*, et mieux encore les *eaux minérales*.

La *digitale* est toujours associée à la scille et s'emploie aux mêmes doses.

*Scille* La scille. s'emploie sous forme de poudre à la dose de 10 à 30 centigrammes, la teinture de 20 à 30 gouttes, le vin scillitique à la dose d'une cuillerée à café, le vin scillitique amer (de la Charité) à la dose de 50 à 100 grammes, il est fréquemment employé. M. Bouchardat dit avoir employé, comme diurétique hydragogue, les pilules de la formule suivante :

| | |
|---|---|
| Scille............ | ãá 5 gr. |
| Digitale.......... | |
| Scammonée...... | |
| Sirop de gomme.. | Q. s. |

M. f. s. a. 100 pilules.

En donner 2 à 12 par jour.

Nous passons sur les propriétés physiologiques de ces dernières substances parce qu'elles sont très-connues.

La *feuille de frêne* (fraxinus excelsior). Un des meilleurs diurétiques, et qui a l'avantage d'être en même temps tonique et reconstituant.

M. Charcot (*Maladies des vieillards*, p, 244) indique la formule suivante, que nous sommes d'avis d'adopter, il en rapporte de très-bons effets :

| | |
|---|---|
| Feuille de frêne. | 30 grammes. |
| Eau.......... | 1 litre. |

Faire bouillir pendant dix minutes.

Son emploi a été recommandé par Pougel et Peyraud ; Garrod en a obtenu du succès.

Nous aurons occasion d'en reparler dans le résumé du traitement, parce que nous l'avons vu souvent ordonné, associé aux alcalins par plusieurs praticiens distingués.

L'*uva ursi* est un très-bon diurétique, un peu abandonné à tort, croyons-nous. Il s'emploie à la dose de 2 à 4 grammes en poudre et en infusion à celle de 4 à 10 grammes. On lui associe, aussi, assez souvent le bicarbonate de soude.

Le *buchu* est très-renommé en Amérique, il est malheureusement très-difficile à trouver en France, pour cette raison donc nous ne faisons que de le mentionner.

Le *colchique* est un médicament, le plus anciennement connu comme antigoutteux, aussi allons-nous lui accorder une étude plus spéciale.

Il fait la base de presque tous les spécifiques réputés dans la goutte. Eau médicinale d'Hudson, teinture de Wilson, elixir de Reynold, pilules de Lartigues, teinture de Cacheux, gouttes curatives anti-goutteuses de Want, liqueur de Laville, vin d'Anduran, etc.

Ce fut Want, qui frappé des succès de l'eau médicinale, l'employa contre les affections arthritiques (1814). E. Home l'expérimenta sur lui-même, William Copland, Burkel, Cronsbach, en Allemagne, Lobstein Hülm, Forget, en France, l'ordonnaient.

Les principes actifs sont, l'un la colchicine, découvert par Geiger et Hesse, l'autre la colchicéine, découvert par Obstein 1857. Selon Pelletier et Caventou, c'était la vératrine.

Ils sont tous deux amers et cristallisables.

Effets physiologiques du colchique et de la colchicine.

Action exercée sur le tube digestif, sur le système nervo-musculaire, sur le système vasculaire, sur les sécrétions et sur la nutrition est suivante :

« Dans le tube digestif, une forte dose de colchicine provoque une gastro-entérite qui se manifeste par une diarrhée, par des vomissements sanguinolents ; à l'autopsie on trouve la muqueuse fortement hyperémiée et enflammée. A la dose de 2 centigrammes elle détermine des vomissements, des douleurs intestinales et des évacuations pendant plusieurs jours » (1). On a noté aussi une sensation de strangulation semblable à celle qu'on observe dans l'empoisonnement par la vératrine. Elle agit sur l'intestin comme irritant

(1) Desjardin. *Thèse de Paris* 1873, p. 48.

local, et les effets ne commencent à se manifester que huit ou dix heures après son ingestion.

Albert de Bonn, note les effets suivants, produits sur le système nevro-musculaire, la paralysie des muscles volontaires, la diminution ou l'abolition de la sensibilité cutanée. Schroff et M. Rabuteau ont aussi signalé ce dernier symptôme. Pour Garrod, la colchicine a une action sédative sur le système nerveux.

Quant à la circulation, sous l'influence du colchique, le pouls devient lent, faible, irrégulier ; il y a consécutivement refroidissement des extrémités, prostration, dyspnée et mort (Maclagan). Il est considéré comme étant un sédatif du système vasculaire.

Comme diurétique, il a une action assez marquée. Ses propriétés diaphorétiques, annoncées par Storck, ne sont pas bien établies, quoiqu'elles aient été admises par Hubes et Maclagan.

Quant à son pouvoir sur la formation et l'élimination de l'acide urique et de l'urée il ne l'est pas davantage. Suivant Garrod, les expériences de Christison, de Chelius et de Maclagan, n'ont montré une plus grande quantité d'acide urique dans l'urine. que parce qu'au lieu de tenir compte de la quantité d'urine excrétée dans les vingt-quatre heures, on se contentait d'examiner des échantillons isolés ; de plus certaines analyses auraient porté sur les urines d'un malade relevant d'un accès de goutte aiguë. Or, on sait que dans ce cas, l'élimination de l'acide urique augmente toujours notablement. Enfin, d'après ses propres expériences, Garrod conclut que l'excrétion de l'acide urique et de l'urée est plus souvent diminuée, qu'augmentée pendant l'administration du colchique, auquel il refuse d'ailleurs, une action constante sur la diurèse.

On ne peut contester son efficacité dans la goutte aiguë normale, dans la goutte chronique et dans la goutte larvée. Il fait disparaître la douleur, la fluxion, la rougeur et le gonflement articulaire, non pas immédiatement, mais au bout de huit à quatorze heures, vu la lenteur avec laquelle se produisent ses effets. D'après Holland et Garrod son action sur les ophthalmies, les bronchites et les céphalalgies arthritiques n'est pas moins merveilleuse.

S'il est aisé de constater les résultats, il n'est pas aussi facile de les expliquer. Parmi les propriétés du colchique que nous indiquons plus haut, il ne s'en trouve pas qui puissent rendre complètement compte de son action thérapeutique, comme l'ont fait Want, Scudamore et les anciens.

Quant à son action purgative, il faudra expliquer les cas où l'effet thérapeutique se produit, sans qu'il y ait une seule selle. De plus, en l'administrant on évite toujours de provoquer son action purgative qui est trop dangereuse. Il est d'ailleurs, d'autant plus efficace que ses effets visibles sont moins accentués. Doit-on alors attribuer le résultat produit aux purgatifs (sulfate et carbonate de magnésie) auxquels on l'associe ordinairement? Garrod dit non, parce que d'après ses observations, 8 grammes de sulfate de magnésie, administrés isolément ne produisent aucun effet, tandis que 4 grammes de vin de colchique suffisent pour amener un très-notable soulagement.

D'après les expériences de Maclagan l'action du colchique peut être réelle, mais cette action ne suffit pas à expliquer le soulagement que ce médicament produit dans la goutte, puisque les mêmes effets ne s'observent ni dans le rhumatisme (au moins au même degré), ni dans d'autres maladies inflammatoires, qui sont influencées par le tartre stibié; d'un autre côté, ce dernier médicament n'a aucune action sur la goutte.

Quant à l'action diurétique du colchique, action qui ne lui est pas particulière, on pourrait en dire autant sous le rapport de son influence sur l'élimination de l'acide urique, elle n'est rien moins que prouvée.

Enfin, si l'on invoque une influence spécifique élective sur les tissus qui sont le siége de la goutte, pourquoi les autres maladies qui affectent ces tissus ne sont-elles pas justiciables du colchique? D'ailleurs, il poursuit la goutte dans tous les organes ; il ne borne pas son action aux articulations, puisqu'il fait aussi cesser les accidents de la goutte larvée qui ont le siége le plus divers.

C'est par son pouvoir analgésique, sans doute, qu'il agit en émoussant la sensibilité des régions qui sont le théâtre de la fluxion goutteuse.

Garrod est disposé à admettre, pour expliquer l'efficacité du colchique, un pouvoir spécifique particulier, semblable à celui du quinquina.

On peut voir d'après l'historique que nous venons de retracer, que le colchique est loin d'être un médicament inoffensif. Les accidents qu'il provoque (érosions intestinales, selles sanguinolentes, etc.), ont été signalés dès Aëtius ; tous les auteurs en ont marqué les inconvénients. Outre les dangers auxquels il peut donner lieu par un véritable empoisonnement, il est susceptible de provoquer la rétroscession de la goutte en la fixant sur les organes internes. C'est ce qu'ont dû produire trop souvent des préparations confiées aux malades, qui dans le plus fort d'un accès, croient ne pouvoir jamais assez absorber de ce bienheureux spécifique. Aussi appartient-il au médecin seul de fixer les doses. Puisque son action purgative ne répond pas à ses bons effets, on devra soigneusement l'éviter, par conséquent avoir recours au sulfate de magnésie ou à une substance innoffensive qu'on lui associera.

Où il est dangereux, c'est surtout dans la goutte chronique. Nous recommandons donc de l'administrer dans ce cas avec la plus grande prudence, et encore à la dernière extrémité.

MM. Todd, Bouchardat et Charcot ont signalé dans l'administration du colchique, des effets d'accumulation analogues à ceux que produit l'administration prolongée de la strychnine. Un devra donc se méfier de la tolérance et surveiller les effets des doses successives. Les goutteux habitués à ce traitement ont un goût si prononcé pour les préparations du colchique, qu'on a pu les comparer aux mangeurs d'opium et aux ivrognes. Aussi doit-on interrompre son usage, sinon tous les deux ou trois jours, comme le veut M. Fontaine, mais au moins tous les cinq jours.

Afin de ne pas supprimer trop brusquement l'accès, il faudra administrer les préparations de colchique au déclin seulement, et même dans l'intervalle le séparant de l'accès suivant. La dose sera d'abord, pour commencer, de 2 à 4 grammes, en une seule fois, on pourra continuer les jours suivants par des doses de 0 gr. 50 à 0 gr. 60 centigr., en vingt-quatre heures; poursuivre ainsi pendant plusieurs jours, même après la disparition des symptômes inflammatoires.

M. Galtier-Boissière propose conformément à sa pratique, d'administrer alternativement les doses par la bouche et par l'anus pour éviter un effet trop brusque sur l'intestin.

On utilise, en thérapeutique, le bulbe, les semences, les fleurs et les feuilles. Le vin et la teinture des semences sont employés de préférence; on a recours aussi à l'extrait acétique.

Nous donnons ici la formule du sirop antigoutteux prescrit par M. Natalis Guillot, et cité par M. Bouchardat dans son annuaire de thérapeutique de 1873.

| | |
|---|---|
| Extrait de gaïac | 10 gr. |
| Teinture alcoolique de semences de colchique | 5 |
| Teinture de digitale | 5 |
| Sirop de sucre | 1000 |

Trois cuillerées à bouche dans un verre d'infusion de feuilles de frêne.

Augmenter successivement la dose jusqu'à dix et douze cuillerées par jour.

Alcalins. Nous allons maintenant passer à l'étude des

vrais diurétiques, c'est-à-dire les alcalins. Nous passerons rapidement sur les bicarbonates de soude et de potasse ainsi que le silicate de soude, et nous nous étendrons d'une manière plus spéciale sur la lithine qui est aujourd'hui considérée par tous les auteurs, et à juste titre, comme le diurétique par excellence ; dans ce dernier, nous parlerons aussi des benzoates qui méritent une mention et rendent de grands services dans la pratique.

Nous croyons utile de placer en tête de ce chapitre le résumé des différents auteurs sur la théorie des alcalins.

D'après les expériences physiologiques qui ont montré, que les réactions chimiques ne se produisent dans l'organisme qu'à la condition que le sang ou les liquides albuminoïdes, au sein desquels elles doivent se produire, ne soient pas attaqués ou modifiés par les substances qui leur sont confiées.

Nous voyons que, d'après les recherches de Claude Bernard, le sang, milieu interne dans lequel, chaque élément du tissu puise son aliment, ne peut être, comme on le croyait autrefois, très-sensiblement modifié dans sa composition ; ainsi le sang est toujours alcalin et ne peut être qu'alcalin.

On ne peut donc pas attribuer à son acidité une maladie quelconque et déduire de cette hypothèse, d'ailleurs injustifiable, que les alcalins peuvent seuls rendre au sang sa réaction normale à la condition qu'ils soient ingérés en quantité suffisante.

Les recherches de Chevreuil, montrent que les solutions alcalines favorisaient l'oxydation des substances organiques mises en contact avec elle en présence de l'oxygène. Ce fut là, le point de départ de la théorie de M. Mialhe, sur l'action des alcalins dans l'économie, d'après laquelle les alcalins, au sein de l'organisme, devaient favoriser l'oxydation des substances albuminoïdes, et bien qu'aucune expérience physiologique sur les animaux ou sur l'homme n'ait été faite à ce sujet, la thérapeutique employa largement, dans ce but, la médication alcaline et mit ainsi en faveur les eaux minérales bicarbonatées sodiques, calculant théoriquement leur valeur d'après leur richesse en principes alcalins. Depuis, d'habiles expérimentateurs, MM. Rabuteau et Constant entre autres, ont montré ce que l'on pouvait attendre de l'administration des alcalins.

1° Les bicarbonates de soude et de potasse à la dose de 5 grammes, n'ont nullement augmenté la quantité d'urine émise en vingt-quatre-heures.

2° L'urine est devenue à peine neutre sous l'influence de la même dose.

3° La densité de l'urine a été plutôt diminuée qu'augmentée.

4° L'urée a très-notablement diminué de 20 à 25 p. 0/0.

5° La circulation a été un peu ralentie.

6° Une anémie profonde a succédé à l'ingestion de 5 grammes de bicarbonate de soude ou de potasse chez des individus différents, administrée pendant une période de huit à dix jours.

« Je citerai en premier lieu, dit M. Constant (Thèse de Paris 1870); (*Action physiologique des alcalins*), un état d'anémie profonde, dans lequel m'a jeté le bicarbonate de soude, vers la fin de la seconde période de cette expérience. Je suis devenu pâle, j'ai commencé à éprouver des faiblesses dans les jambes, j'ai eu quelques vertiges et enfin j'ai maigri d'une manière notable. »

« J'ai eu en outre des épistaxis répétées qui sont survenues vers la fin de cette même période. Cet état de faiblesse a persisté encore assez longtemps après que j'eus complètement abandonné l'usage du bicarbonate de soude, et que mes urines eurent acquis leur acidité normale. Ce n'est que cinq ou six semaines après la fin de mon expérience que tous les symptômes d'anémie se sont dissipés. »

La diminution du nombre des globules rouges du sang, est d'après cela, la conséquence de l'ingestion des alcalins.

Dès lors les oxydations qui se font normalement dans les tissus, sous l'influence de l'hémoglobine oxydée, sont notablement diminuées, le rapport entre le nombre des globules blancs est changé, et le sang, moins riche en éléments globulaires, se prête plus facilement à l'exhalation. De plus, l'observation avait déjà montré, qu'avec l'excès d'alcalinité du sang coïncide le plus souvent la tendance hémorrhagique.

De leur côté, les expériences des docteurs Löffler et Münch, en Allemagne, ont donné des résultats analogues à ceux des expérimentateurs français.

La thérapeutique, utilisant ces propriétés antiplastiques, emploie aujourd'hui largement les alcalins dans le rhumatisme articulaire aigu, et M. Gubler attribue leur action favorable, dans ces cas, à la destruction des globules rouges qui survient sous l'influence de leur administration.

On ne peut après cela, considérer les alcalins, autremeut que comme des analogues de la saignée et des altérants les plus puissants.

» Parmi les médicaments altérants disent Trousseau et Pidoux (*Traité de thérapeutique*) les alcalins occupent certainement uue place aussi importante que le mercure.

» Déjà les anciens avaient admirablement indiqué l'influence des alcalins sur la composition du sang. Ils avaient vu que ce fluide nourricier devenait plus fluide, qu'il se décolorait, et que, à la fin il s'établissait une cachexie caractérisée par la pâleur, la bouffissure générale, des hémorrhagies passives. En outre il survenait un amaigrissement irréparable. Depuis quelques années l'abus que l'on a fait des eaux de Vichy et de Karlsbad dans le traitement de la goutte, a permis de juger cette grave question, et l'abus des alcalins a certes causé plus de mal que l'abus de l'iode. »

La différence d'action entre les alcalins concentrés et les alcalins dilués dans une grande quantité d'eau sur les sécrétions gastriques, montre le danger que présente l'administration des uns et les avantages que présente celle de ces derniers lorsqu'il s'agit de réveiller les fonctions digestives.

Le bicarbonate de soude concentré suspend la sécrétion gastrique; considérablement dilué, il l'active très-notablement.

C'est à cette influence qu'il faut attribuer la diminution de l'appétit survenue au bout de peu de jours chez les expérimentateurs qui se sont soumis à l'ingestion régulière d'une dose de 5 grammes de bicarbonate de soude répétée tous les jours.

La médication alcaline est généralement impuissante dans les cas de goutte héréditaire et fortement constitutionnelle; où elle est vraiment utile, c'est seulement dans les conditions où cette maladie est accompagnée ou déterminée, par un excès de production d'acide urique dans les urines, et qu'on rencontre dans les articulations à l'état d'urates.

Les aliments azotés, l'abus des boissons alcooliques, le défaut d'exercice, étant, si on met de côté l'influence héréditaire, les causes principales qui donnent naissance à cette maladie, on parviendra à l'atténuer et à diminuer les proportions d'acide urique formé, en défendant l'usage de boissons alcooliques et en diminuant la quantité des aliments azotés.

Il faudra augmenter par l'exercice l'énergie des fonctions vitales pour obtenir une oxydation plus complète des substances protéiques, et de là naît l'indication de prescrire dans ce but l'usage des alcalins.

Les alcalins, selon M. Bouchardat, ne sont réellement utiles que lorsqu'ils peuvent être accompagnés d'un exercice suffisant. Il y a souvent des inconvénients dans leur emploi, si on n'observe rigoureusement cette condition.

Comme nous l'avons dit plus haut, ils rendent le sang plus séreux, prédisposent à ces suffusions séreuses qui peuvent être si promptement funestes. C'est pour cela qu'ils sont très-utiles aux goutteux encore vigoureux, et si dangereux quelquefois pour les goutteux impotents.

Pour Trousseau, ils n'auraient le plus ordinairement que peu d'action sur les concrétions tophacées déposées autour des articulations; mais ils parviendraient toutefois à résoudre, au moins en partie, les engorgements qui proviennent de la rigidité des ligaments et de la contraction des muscles.

Les *bicarbonates de soude et de potasse* sont utiles aussi bien dans la goutte aiguë que dans la goutte chronique. Dans cette dernière, on les administrera deux ou trois fois par jour, dilués dans une grande quantité d'eau, afin d'ajouter ainsi à leur action diurétique.

L'eau gazeuse, pour certaines personnes, aidera à les supporter. Il ne faut pas oublier, cependant, que l'acide carbonique a été accusé d'entraver l'oxydation, et aussi de favoriser la formation des calculs. Garrod recommande d'administrer ces médicaments à jeûn, et dit qu'après les repas les alcalis, grâce à la grande quantité d'eau qui les accompagne, occasionnent des dyspepsies. Son plus grand pouvoir diurétique et dissolvant semble devoir recommander de préférence le bicarbonate de potasse, quoique son action toxique et cette considération qu'il est étranger à l'organisme, aient déterminé beaucoup de médecins à lui substituer le bicarbonate de soude, surtout en France.

On pourra le prescrire ainsi :

| | |
|---|---|
| Bicarbonate de potasse. | 2 gr. |
| Eau.................. | 1 litre. |
| Sucre................. | 50 gr. |
| Teinture de vanille.... | 5 » |

Le bicarbonate de soude s'administre à la dose de 4 à 8 grammes, comme anti-acide en plusieurs prises. Comme il est altérant, et pendant un temps très-long, par conséquent il ne faut pas dépasser la dose de 4 grammes par jour.

On l'administre en poudre dans du pain azyme, en solution aqueuse, dans de l'eau pure, ou encore dans une tasse d'infusion de camomille, ou de tilleul, à raison de 1 gr. p. 100 ou 200 gr. de liquide (Gubler). Nous l'avons vu employer avec succès à la dose de 1 gr. 50, administré en trois fois dans la journée, associé à la feuille de frêne, c'est-à-dire 50 centigr. de bicarbonate de soude, par tasse de tisane.

Suivant M. Rabuteau, on doit administrer le bicarbonate de soude à la dose de 5 à 6 gr. par jour. Mialhe dit que le bicarbonate de soude peut être porté à la dose de 6 à 12, et 18 gr.

La manière d'agir des sels alcalins à acides végétaux est absolument la même que les carbonates, attendu qu'ils se transforment dans l'organisme en carbonates.

Ce sont les acétates, tartrates, lactates, citrates, malates, succinates, formiates de soude, et la valérianate d'ammoniaque. Ils ont pour la plupart l'avantage de posséder une saveur agréable, et de pouvoir être facilement supportés. Ils rendent tous l'urine alcaline et provoquent le diurèse (surtout les citrates et les lactates).

Bence Jones a recommandé le tartrate de potasse, mêlé au vin; il ne change pas sa saveur, et a l'avantage de n'avoir aucun effet purgatif jusqu'à la dose de 15 grammes. Il peut donc être administré à cette dose, soit dans du vin, soit comme sel de cuisine dans les aliments. Il a à peu près la même saveur que le chlorure de sodium. Garrod, on ne sait pour quel motif, regarde les tartrates comme dangereux.

Selon M. Bouchardat, le citrate de soude est plus facilement décomposé, ce que l'on constate par l'examen des urines; mais il a un arrière-goût alcalin, qu'il est d'ailleurs aisé de masquer par un excès d'acide.

Quant au valérianate d'ammoniaque, son pouvoir diurétique est peu considérable. Il ne rend pas l'urine alcaline, du moins à faible dose.

La plupart des fruits doux, notamment les raisins renferment plusieurs de ces sels (tartrates, succinates, malates); il est de fait avéré qu'une livre de cerises représente 10 gr. de sel alcalin.

*Lithine.* Ce fut Arfwedson qui découvrit la lithine en 1817, dans divers minéraux : pétalite, lépidolithe, tourmaline apyre, et plus tard dans les cendres de divers tabacs, et a été employée contre la diathèse urique par Andrew Ure en 1843, à la suite des expériences de Lipowicz. Elle existe dans un grand nombre d'eaux minérales dont on peut, par sa présence, expliquer l'efficacité contre la goutte. Ce sont les eaux de Vichy, Vals (Gariel et Fréd. Würtz), Karlsbad, Marienbad, Franzensbad, Baden, Ems, Aix-la-Chapelle, Kissingen, Tœplitz, Pyrmont (Kruges et Brandes), Contrexéville, Hofgeismer (Wurser), Plombières, Kreuznach, Hall (Autriche), Bilin, Breusnach, Cornouailles, Vittel (Jacquemin), les eaux-mères d'Ebensée.

L'urate de lithine est le plus soluble des urates connus ; il peut se dissoudre dans 60 parties d'eau ; 1 partie de carbonate de lithine, dans 90 parties d'eau, pourra dissoudre à la température de l'eau bouillante, 4 parties d'acide urique et former l'urate de lithine.

A. Ure (1), qui a expérimenté le carbonate de lithine, dans le but de l'employer en injections dans la vessie contre la pierre, a constaté qu'à la température de 32°,6, 30 gr. d'eau distillée contenant 6 centigrammes de carbonate de lithine dissolvaient 15 centigrammes d'acide urique. Un calcul, plongé dans 30 grammes d'eau et 25 centigrammes de lithine, perdit, au bout de cinq heures, 30 centigrammes de son poids.

La lithine possède, presque au même degré, l'action diurétique. D'après Garrod, une seule bouteille d'eau de lithine

(1) Pharmaceutical Journal, août 1843.

produirait des diurèses incommodes pendant une nuit.

Il est à noter que les sels de lithine sont très-peu toxiques; on peut en injecter de 2 à 3 grammes dans les veines d'un chien sans accident.

C'est Garrod, le premier, en 1852, qui a employé le carbonate de lithine contre la goutte. Ses effets ont été satisfaisants. L'excrétion de l'acide urique a été diminuée, la formation des dépôts prévenue, et parfois résolue, les attaques éloignées, au point que les malades pouvaient faire impunément usage de vin, le tout sans production de phénomènes physiologiques. Le Dr Stricker dit avoir guéri, au moyen de 0 gr. 10 centigr. de carbonate de lithine, administré pendant quinze jours, une femme de 72 ans, qui portait des concrétions, dont les eaux de Wiesbaden n'avaient pu la débarrasser.

M. Ditterich dit aussi que la goutte chronique peut être guérie par la lithine en huit ou quinze jours; mais les productions tophacées ne sont pas attaquées par la lithine, prise à l'intérieur, à moins que les parties adjacentes du membre malade ne soient congestionnées par des frictions stimulantes (*Giornale Veneto di scienze mediche*; août 1872). L'emploi de lithine, pour lui, est formellement contre-indiqué dans la goutte aiguë. Garrod, au contraire, s'en sert dans ce cas, quoiqu'il la croie inférieure au colchique. Garrod n'a guère prescrit la lithine que sous forme de carbonate ou de citrate.

La lithine à l'état de base, étendue d'eau (eau de lithine), n'est usitée que lorsqu'on ne veut en prescrire que de petites quantités, pour remédier, par exemple, à l'acidité de la digestion. Pour les effets généraux, on emploie les sels.

M. Mentel, pharmacien à Paris, a fait, d'après l'avis de M. Bouchardat, des granules de carbonate effervescent de lithine. M. Bouchardat les a données à la dose de 1 à 2 gr. par jour, et dit s'en être très-bien trouvé.

Le carbonate de lithine, à l'état sec, produit sur la langue une sensation de brûlure ; étendu d'eau, il ne donne lieu qu'à une saveur salée. Mais il est peu soluble dans ce liquide, qui n'en retient que 12 parties p. 1000 ; heureusement, l'eau chargée d'acide carbonique en dissout beaucoup plus (48 p. 1000). On l'administrera donc dans de l'eau gazeuse ; ou mieux on aura recours au citrate, ou au tartrate de lithine, doués d'une saveur agréable et se transformant rapidement en bicarbonates, comme nous avons dit plus haut.

Nous trouvons dans la *Gazette médicale de Bordeaux*, du 20 mars 1873, un article dans lequel M. Duquesnel dit que le carbonate de lithine doit être donné à la dose de 5 à 20 centigr., deux ou trois fois par jour, soit dans de l'eau gazeuse, soit dans de l'eau pure, et il propose l'emploi du sirop suivant :

Lithine hydratée..... 1 gr.
Sirop de sucre...... 200

Une cuillerée à bouche de ce sirop renferme 10 centigr. de lithine.

Selon M. le Dr Wagner, de Baden, les sels de lithine sont employés avec succès dans la goutte ; l'eau de lithine peut être employée avec fruit pendant les accès, à cause de son action sur la diurèse. Ces sels diminuent la douleur dans les accès de goutte (chronique). Ils paraissent enlever au sang une accumulation d'acide urique, et empêcher la formation d'autres dépôts ; de plus, ils semblent améliorer la constitution (fait peu observé par Garrod). La lithine possède, dit-il, des effets et des propriétés thérapeutiques à un degré supérieur aux autres préparations de potasse, de soude, de chaux ou de magnésie ; sa dose est 5 à 25 centigrammes.

Il faut employer la lithine dans les accès de goutte aiguë, dès le début, pendant deux à quatre semaines, à petites doses. S'il y a un état dyspeptique, administrer en même temps une boisson aromatique.

Les eaux de Baden renferment de la lithine (Müller de Berne), — analyse du Dr Ruelf (Berne) (1).

Les doses des sels de lithine sont de 10 à 30 centigram. M. Charcot a été jusqu'à 2 et 3 grammes, mais non sans provoquer des dyspepsies cardialgiques. Pour M. Ditterich (*Lyon médical*, 1872, t. X, p. 625), le carbonate de lithine est le meilleur remède contre la goutte, et les affections causées par les excès d'acide urique; s'il est tombé en discrédit dernièrement, c'est que les doses étaient trop élevées, comme de 25 à 50 centigrammes, recommandés par Aschenbrenner, et il produit des symptômes très-pénibles (dyspepsies, atonies stomacale etintestinale, vomissements). Selon M. Ditterich, il ne faut jamais donner plus de 10 centigrammes en une fois, et ne pas dépasser 1 gramme en vingt-quatre heures.

Nous allons parler maintenant d'une préparation qui nous paraît très-rationnelle, et qui a donné des succès à M. le Dr Ad. Michel, le *benzoate de lithine ferrugineux* de Tréhyou; mais, pour l'intelligence de cette préparation, il faut que nous décrivions l'acide benzoïque.

L'acide benzoïque appartient à la série des acides aromatiques dont il est le type. De toutes ses réactions importantes, une seule doit attirer notre attention d'une façon toute spéciale, c'est l'oxydation des matières protéiques. On sait aujourd'hui que les matières protéiques sont la source principale de l'acide urique. On sait, d'autre part, que l'acide benzoïque ingéré se transforme en acide hippurique aux dépens de ces matières protéiques (albumine, fibrine), et non comme l'on avait dit d'abord, en se copulant avec l'acide urique, erreur manifeste qui a été, du reste, reconnue par ceux qui l'avaient commise. Il est important de s'y arrêter en effet. Si les matières organiques, quelles qu'elles soient, sont sujettes à des transformations pareilles, on doit

(1) Revue d'hydrologie française et étrangère, 15 juin 1873.

s'en occuper d'une façon toute particulière, car c'est par là qu'on peut arriver à comprendre l'origine et la nature de certaines maladies, qui sont encore aujourd'hui réputées incurables. Il est évident que si l'albumine, la fibrine, etc., se transforment dans certains cas en acide urique, dans d'autres cas en urée, au sein même de l'organisme, ces transformations chimiques ne peuvent avoir lieu que sous l'influence de certains corps qui se développent soit par une cause, soit par une autre.

En effet, nous avons un exemple frappant, lorsqu'on administre l'acide benzoïque pur ou à l'état de benzoate, il y a une transformation remarquable, qui a été déjà signalée, c'est-à-dire qu'on recueille de l'acide hippurique, au lieu d'acide benzoïque. Voilà donc un agent qui peut empêcher la production de l'acide urique.

Les benzoates dissolvent les urates, les phosphates, les oxalates, qui constituent les tophus ; presque tous les benzoates sont solubles ; du moins l'acide benzoïque peut former, avec les bases organiques (potasse, soude, ammoniaque), des sels d'une extrêmes olubilité.

Socquet et Bonjean rangent le benzoate de soude parmi les meilleures préparations dialytiques. Selon M. Gubler (1), le benzoate d'ammoniaque serait utilisé comme stimulant diffusible, et comme sudorifique dans les affections arthritiques nommées dialytiques dans la goutte. On les administre sous forme pilulaire ou en sirop à la dose de 10 à 50 centigrammes.

Puisque l'acide benzoïque se transforme en acide hippurique, aux dépens des matières albuminoïdes, sources principales de l'acide urique, il est évident que par une administration savamment dirigée et soutenue, dans certains cas on empêchera la formation d'une nouvelle quantité de cet acide. Ce résultat ne suffit pas ; il s'agit aussi d'éliminer

(1) Gubler. Commentaires de thérapeutique, 1868.

l'aicde urique qui est tout formé dans l'économie. On sait que cette quantité peut être énorme dans certains cas, suivant qu'on a affaire à un goutteux ou à un graveleux. En effet, Garrod, dans son beau Traité sur la goutte, cite avoir trouvé à l'autopsie d'un goutteux jusqu'à 800 grammes d'acide urique.

Il s'agit donc de trouver une base capable de saturer cet acide et de former avec lui un sel très-soluble, plus soluble au moins que les urates de l'économie (urates de soude, de potasse, d'ammoniaque).

*Benzoate de lithine ferrugineux.* M. Tréhyou, pharmacien à Paris, a pensé à la lithine qui forme avec l'acide urique un urate des plus solubles. Ce pharmacien a donc fait un benzoate de lithine excessivement soluble. C'est un sel blanc qui cristallise parfaitement, d'une saveur presque nulle, très-soluble dans l'eau, l'éther et l'alcool. Mais comme les alcalins sont généralement mal supportés à haute dose, il a cru devoir ajouter 2 °/₀ de-peroxyde de fer soluble. La présence du fer, dans ce cas, était normalement indiquée, puisque presque tous les goutteux ou graveleux sont généralement chlorotiques ou le deviennent plus tard. Dans tous les cas cette légère addition ne peut qu'être utile ; car, comme l'ont remarqué plusieurs praticiens, les eaux minérales alcalines ne sont bien supportées que si elles contiennent du fer, ne serait-ce que des traces. Nous devons dire en passant que les expériences cliniques que nous avons suivies avec intérêt depuis deux ans, ont répondu en tout point à ce que la théorie avait permis d'espérer du benzoate de lithine ferrugineux de M. Tréhyou.

Ce pharmacien a donné plusieurs formes au benzoate de lithine ferrugineux. Il en a fait : 1° des pilules contenant chacune 0,25 centigrammes de sel; 2° une eau gazeuse qui en contient 0,50 centigrammes par bouteille; 3° une solution éthérée très-concentrée, s'appliquant sur les tophus en compresses, et destinée à les résoudre.

M. Tréhyou prépare le benzoate de lithine, en traitant le carbonate de lithine par l'acide benzoïque, retiré du benjoin par sublimation. Il choisit celui-là spécialement, car les autres acides qu'on trouve dans le commerce contiennent toujours des impuretés dont on a beaucoup de peine à se débarrasser. Quant au fer qui entre dans la proportion de 2 °/₀ dans le benzoate de lithine, il l'introduit en préparant un oxyde de fer soluble. La composition de ce benzoate au 100e est acide benzoïque 75, lithine 25.

Nous donnons ici le résultat de deux analyses d'urine après deux mois de traitement avec le benzoate de lithine ferrugineux de Tréhyou.

ANALYSE D'UN GOUTTEUX AYANT DES TOPHUS ÉNORMES AUX MAINS.

N° 1. Densité : 1,015.

| | |
|---|---|
| Eau | 925,82 |
| Urée | 13,10 |
| Acide hippurique | 2,25 |
| — urique | Pas de traces. |
| — lactique | 20,25 |
| Lactates | |
| Extraits aqueux | |
| — alcooliques | |
| Chlorure de sodium | 4.75 |
| — d'ammonium | 1,20 |
| Sulfates alcalins | 7,35 |
| Phosphate de soude | 2,50 |
| — double d'ammoniaque. | 1,60 |
| — de chaux et de magnésie | 1,40 |
| Mucus | 0,40 |
| Silice | 0,02 |

Autre analyse d'un goutteux dont les tophus ont entièrement disparu sous l'influence des pilules de benzoate de lithine ferrugineux :

N° 2. Densité : 1,025.

*Matières organiques.*

| | |
|---|---|
| Eau........................ | 932,08 |
| Urée........................ | 29,30 |
| Acide urique.................. | 0,80 |
| — hippurique............. | 1,50 |
| Extrait alcoolique.............. | 15,00 |
| — aqueux................ | 5,00 |
| Mucus...................... | 0,3 |

*Matières salines fixes.*

| | |
|---|---|
| Chlorure de sodium........... | 8,25 |
| Acide phosphorique........... | 2,60 |
| — sulfurique.............. | 2,00 |
| Chau.x...................... | 0,40 |
| Magnésie.................... | 0,29 |
| Potasse..................... | 1,60 |
| Soude....................... | 0,10 |

Ces deux analyses d'urine que nous devons à l'obligeance de M. Tréhyou, sont prises au hasard. Elles sont de toute une journée et l'on peut voir dans leur composition la transformation d'urate en hippurate, ce qui prouve la propriété qu'a ce produit de dissoudre l'acide urique, sinon tout, du moins en partie.

M. le Dr Ad. Michel a bien voulu nous donner les renseignements suivants : il donne ordinairement dans sa pratique le benzoate de lithine ferrugineux sous forme de pilules, il en fait prendre de 1 à 3 par jour, c'est-à-dire de 25 centig. à 75; ou en boisson, à la dose d'une bouteille par jour, ou 50 centig. Il fait appliquer sur les tophus une solution très-concentrée de benzoate de lithine. Il compte généralement des succès après un traitement de deux mois de durée. Néanmoins, il continue son administration a faible dose, c'est-à-dire au tiers, en donnant de temps en temps du repos au malade. Nous avons vu chez lui des personnes ayant suivi de longs traitements antérieurs, sans effets très-appréciables, éprouver du soulagement sinon être guéries. C'était suivant la période de la maladie à laquelle on s'adressait. Pour nous, comme dans cette affection il faut des années pour pouvoir se permettre une affirmation quant à l'effet d'un médicament, quel qu'il soit, nous nous réservons de guérir les effets de celui-ci tout en notant les services rendus jusqu'à présent par lui, services qui nous ont frappé et permis de le placer au premier rang dans la pratique.

On a employé les borates et les phosphates alcalins contre la goutte, par rapport à leur pouvoir dissolvant vis-à-vis de l'acide urique. Selon M. Mialhe, ils n'agissent pas à la manière des alcalins. Il arrive que les phosphates produisent parfois des effets purgatifs, et alors une partie en est éliminée par l'intestin.

Le phosphate d'ammoniaque a été employé avec succès dans la goutte, par M. Mattei (de Bastia), à la dose de 20 grammes.

Maintenant que nous avons décrit les diurétiques et les alcalins, nous allons parler de certains médicaments employés isolément, c'est-à-dire de ceux qui ne sont formés que d'une substance d'un groupe.

L'*aconit* a été employé comme modificateur du système nerveux, Stark, Bœhmer, Quarin et Barthez l'ont utilisé. D'après Murrey, par son usage longtemps continué, il parviendrait à résoudre les tophus. Il a été préconisé par Dittrich, de Munich, dans la goutte inflammatoire. Quant à nous, nous ne lui trouvons pas les qualités suffisamment établies pour l'ordonner.

Quant au *sulfate de quinine*, il est assez souvent employé et mérite de l'être, non pas qu'il ait une action sur la goutte elle-même, mais il calme parfaitement les douleurs. Son administration déprime l'action du cœur et par là amoindrit la tension artérielle, relentit le pouls et agit sur le système nerveux, en diminuant la quantité du sang qui y arrive.

Enfin, il affaiblit le pouvoir excito-moteur de la moelle, c'est-à-dire le pouvoir de sentir la douleur (G. Sée).

Son action se combine très-bien avec celle du colchique; ils sont pour ainsi dire le complément l'un de l'autre quant aux effets. Aussi, Trousseau préconisait-il la formule suivante de M. Becquerel :

| | |
|---|---|
| Sulfate de quinine............. | 1 gr. 50 |
| Extrait de digitale............. | 0 » 25 |
| Extrait de semence de colchique. | 0 » 50 |

Mêlez, pour 10 pilules.

Debout a préconisé les formules suivantes contre les accès de migraine goutteuse.

| | |
|---|---|
| Extrait de semence de colchique. | *ãã* 3 gr. |
| Sulfate de quinine............. | |
| Poudre de digitale............. | 1 — 50 |

M. s. a. et divisez en pilules n° 30. On doit en prendre 1 chaque soir.

Ces deux formules, comme on le voit, sont pour ainsi dire similaires. Trousseau rapporte avoir vu les accès de goutte cesser 7 à 8 heures après l'ingestion de ces médicaments.

Il est établi que l'*arsenic* est l'agent le plus propre à régulariser les fonctions respiratoires. On pense que c'est par sa légère action tonique et excitante qu'il exerce sur les globules sanguins, lesquels sont les agents essentiels des processus d'oxydation. M. le Dr Fontaine dit : « L'excès de l'acide urique dans le sang, provenant d'un arrêt, d'une entrave aux dernières réactions d'oxydation, quelle est l'indication thérapeutique la plus prochaine? Fournir de l'oxygène. Par ces motifs, ajoute M. Fontaine en terminant son intéressant mémoire, notre médication contre la diathèse goutteuse se compose :

1° D'un sel arsénical (*arséniate de potasse*) : réparateur, reconstituant des globules, action régulatrice des fonctions de combustion;

2° D'un chlorate (de potasse), source d'oxygène;

3° D'un benzoate (de chaux) : action dissolvante sur les composés uriques; léger diurétique. »

Nous ne pouvons donner notre appréciation sur ce traitement, physiologique en quelque sorte, attendu qu'il est nouveau et que l'expérience clinique n'a pas encore donné de résultats.

Pour les purgatifs, nous les rejetons complètement; nous n'admettons que les laxatifs, principalement les eaux minérales *ad hoc*, et parmi le groupe des substances, nous donnons principalement la formule suivante, indiquée par M. Galtier-Boissière :

| | |
|---|---|
| Tartrate de potasse.. | 50 gr. |
| — de soude.... | 30 |
| — de magnésie. | 20 |

Mêlez, pulvérisez et divisez en paquets de 5 grammes. En prendre un ou deux par jour.

*L'hydrate de chloral* a été employé à la dose de 1, 2 et 4 grammes. MM. Bergeret (1), Maleschott et F. Plombey, en rapportent de très-bons effets.

Le *café vert*, en infusion, paraît avoir calmé les douleurs aiguës de la goutte (Zimmermann, Gras (de Genève), Petit (de Château-Thierry).

M. Ladarradilco rapporte huit observations de goutte guérie à l'aide de la macération de café vert.

La valeur de ces médicaments doit être acceptée avec réserve, jusqu'à expérience plus positive.

Nous avons épuisé dans cette première partie, tous les moyens restés dans la pratique comme médication interne, nous allons maintenant étudier la médication externe qui se borne à très-peu de chose.

Les principales indications sont : le repos, la chaleur;

(1) Bergeret. Bull. de thérap., 1870, t. II, p. 524.

cette dernière s'obtient par l'enveloppement de la partie affectée, les cataplasmes émollients et en particulier celui de Pradier; les fomentations narcotiques, les fumigations de tabac (Gaglia) de benjoin, de genièvre. Trousseau a recommandé les fumigations de tabac, à la fin des crises et dans l'intervalle des accès pour en prévenir le retour. Wetch, médecin à Chaterhouse, a employé l'infusion de tabac comme topique résolutif.

Les *applications froides*, recommandées par Harvey Smal, Giamini, Rush, Kinglake, MM. Bouchut et Fleury; prescrites par la plupart comme mauvaises. M. Charcot dit : qu'elles sont très-aptes à provoquer les rétrocessions sur les jointures malades. M. Bouchut, lui, recommande l'irrigation d'eau sur les jointures et l'immersion des pieds affectés, dans l'eau froide.

Les *pommades* résolutives et calmantes sont, pour la plupart, sans effet.

M. Galtier-Boissière recommande les lotions avec une solution de cyanure de potassium ou de carbonate de potasse. Nous citons encore celles avec le chloroforme, la pulvérisation d'éther.

M. Charcot conseille les *vésicatoires loco dolenti*, et dit qu'ils mériteraient d'être plus employés. Todd et Cartwight les emploient aussi.

On a abandonné aujourd'hui les *sangsues* (remède de Pradier) et la saignée locale à l'aide de ventouses scarifiées (Bauer et Otto).

Quant aux *injections hypodermiques* d'atropine et de chlorhydrate de morphine, elles peuvent être utiles passagèrement.

Balfour d'Édimburg a employé la *compression* sur les parties affectées, mais son exemple n'a pas été suivi.

M. Fleury, lui, s'est servi dans ce cas d'applications de *collodion élastique*.

Nous croyons qu'un *massage* méthodique peut rendre des services après les accès de goutte.

On a vanté aussi *l'électricité*. Legros et Onimus rapportent, dans leur récent ouvrage, avoir calmé très-rapidement les douleurs et fait disparaître le gonflement dans deux cas de goutte aiguë. Nous conseillons d'avoir recours aux autres moyens auparavant, et de n'appliquer ce dernier que dans le cas où ils auraient tous échoué et que la douleur se prolongerait trop.

Pour nous résumer, nous donnons la préférence aux alcalins et plus spécialement aux eaux minérales alcalines faibles. Quant aux topiques, nous partageons les vues des auteurs à leur sujet et ne leur accordons pas une grande efficacité.

## EAUX MINÉRALES.

Depuis trois ans, de nombreux travaux ont été faits sur les eaux minérales, par MM. Rotureau, Durand-Fardel, Gubler, etc., dans le but de rechercher si nous ne possédions pas en France, des stations thermales valant mieux que celles de l'Allemagne, ou au moins pouvant les remplacer.

Ces recherches ont été couronnées de succès, et comme M. Gubler, entre autres, nous l'a fait si bien ressortir dans ses savantes leçons faites à l'Ecole de médecine, la France est la plus riche contrée en fait de stations thermales.

Aussi, partirons-nous de là pour proscrire avec ce savant professeur les eaux minérales allemandes, qui n'ont eu qu'un moment d'engouement qui a été forcé de disparaître devant la riche minéralisation des eaux de la France, minéralisation prouvée scientifiquement.

L'action des eaux minérales n'étant pas celle de tel ou tel de leurs constituants pris isolément, on ne peut baser sa préférence que sur l'action physiologique et thérapeutique connue de chacune d'elles.

Les deux groupes, dont nous allons parler, sont ceux des eaux alcalines fortes, à base sodique et des eaux faiblement alcalines à base calcique et magnésienne. Comme type des premières, qui comprennent Vichy et Vals principalement, choisissons Vichy dont les effets sont le plus connus, et dans le groupe des eaux faiblement alcalines, Vittel.

VICHY. — Les eaux de Vichy sont essentiellement alcalines, elles contiennent 5 grammes environ de bicarbonate de soude par litre. Leur action est due spécialement à la soude. L'action chimique est invoquée comme l'agent thérapeutique principal de l'administration de ces eaux. C'est ainsi que tous les médecins qui ordonnent ces eaux à leur source disent que leur effet essentiel est de combattre les prédominances acides et de rendre le sang plus liquide.

Sous l'influence de leur administration les sécrétions normalement acides deviennent alcalines. Elles ne sont pas manifestement diurétiques; l'augmentation des urines n'est pas constante chez tous les malades, dit M. Petit, elle semble tenir autant à la quantité qu'ils boivent, qu'à la qualité diurétique de cette eau. Elles ne sont nullement purgatives et si quelquefois elles paraissent déterminer cet effet, cela tient à quelques circonstances particulières, telles que, par exemple, l'existence de quelque affection intestinale, un mauvais régime, ou bien à ce que le malade en a bu plus que son estomac ne pouvait en supporter; et encore souvent alors, il succède à ce dérangement momentané une constipation opiniâtre que l'on est obligé de combattre soit par des lavements, soit par quelques laxatifs.

Elles provoquent une légère excitation de tout le système vasculaire.

Elles ne paraissent pas avoir d'action marquée sur le système nerveux. L'appétit augmente généralement au début de la cure, mais il se calme après un certain temps et se perd même tout à fait lorsque les malades en abusent.

Le sommeil, dans les premiers temps, quelquefois pendant tout le temps de la cure, est agité, interrompu.

Dans quelques cas où le système ganglionnaire paraissait spécialement affecté, elles ont néanmoins semblé manifester une action sédative.

On voit, dit M. Petit, après avoir cité les diverses actions que nous venons de résumer, que de tous les phénomènes que détermine l'eau de Vichy, l'alcalisation est le seul qui soit constant chez tous les malades, quelles que soient d'ailleurs la nature de leurs maladies et la source dont ils fassent usage ; c'est donc celui auquel on doit attacher le plus d'importance. Toute inflammation, dit-il encore, toute cause irritante un peu vive et prolongée, semble développer de l'acidité et les alcalis eux-mêmes s'ils produisent cette excitation peuvent amener le même résultat.

On admet, en outre, à Vichy que l'action exercée sur les engorgements chroniques, est due principalement à la dissolution de l'albumine et de la fibrine qui en forment les bases, en même temps qu'à la stimulation, provoquée par l'usage des eaux, dans les capillaires sanguins.

Par leur action alcalisante elles tendraient à diminuer l'obésité en général et l'obésité abdominale principalement.

Vichy est la seule station thermale française où le traitement de la goutte constitue vraiment une spécialité. Sa réputation est européenne, et elle la doit non-seulement à sa richesse en principes minéralisateurs, au nombre et à l'abondance de ses sources, mais aussi à la commodité de ses établissements.

Les douze sources de Vichy pourraient être employées contre la goutte. En effet, celle dans laquelle on trouve le moins de bicarbonate de soude (source de Mesdames) en contient encore 4 grammes 016 par litre, quantité bien suffisante. Toutes contiennent, en outre, du bicarbonate de potasse, de magnésie, des phosphates, arséniates, borates de soude, du chlorure de sodium, et l'on a découvert récemment dans quelques-unes de l'arsenic et de la lithine. Cependant on affecte spécialement au traitement des maladies goutteuses les sources de l'Hôpital, de la Grande-Grille et des Célestins. Celle-ci est la plus riehe en bicarbonate de soude (5 gr. 103 p. litre). Nous ne nous occuperons que de celle des Célestins dont nous donnons ici l'analyse faite par Bouquet en 1855.

| | |
|---|---|
| Acide carbonique libre. 1''',049 | |
| Bicarbonate de soude.......... | 5,103 gr. |
| — de potasse......... | 0,315 |
| — de magnésie....... | 0,328 |
| — de strontiane....... | 0,005 |
| — de chaux.......... | 0,462 |
| — de protoxyde de fer.. | 0,004 |
| — de manganèse...... | Traces. |
| Sulfate de soude............. | 0,291 |
| Phosphate de soude........... | 0,091 |
| Arséniate de soude............ | 0,002 |
| Borate de soude.............. | Traces. |
| Chlorure de sodium........... | 0,534 |
| Acide silicique................ | 0,060 |
| Matière organique bitumineuse. | Traces. |

Dans ces eaux, c'est le bicarbonate de soude qui joue le principal rôle. C'est M. Bouchardat qui le premier a constitué le groupe des eaux alcalines, se basant sur la prédominance de ce sel.

La source des Célestins contient, comme nous avons énoncé plus haut, 1 litre 049 d'acide carbonique libre ; ce qui, chez certaines personnes, sert à faciliter la digestion des eaux, mais la fait mal supporter à d'autres.

Les eaux de Vichy sont claires, demi-limpides, effervescentes. « Leur goût piquant et aigrelet, mêlé cependant d'une odeur fade et d'une saveur nauséeuse. Elles ont toutes une faible odeur d'œufs couvés due à la présence de l'hydrogène sulfuré, qui est surtout sensible dans celle des sources Chomel, Lardy, Lucas et Brasson. » (P. Labarthe, *les Eaux minérales de France*, 1873).

Leur thermalité varie de 14° à 44° centigrades.

Nous ne devons pas oublier que ce qui augmente la qualité des eaux minérales, c'est la facilité d'en ingérer une grande quantité sans inconvénients. Elles sont diurétiques chez certaines personnes, purgatives chez d'autres ; elles rétablissent la perspiration cutanée. Elles peuvent donner lieu à quelques éruptions, à de la céphalalgie. Dans les premiers jours de la cure, on ressent assez souvent de la courbature, de l'agitation, de l'inappétence et de la soif.

On voit assez vivement disparaître ces symptômes et il reste au contraire un sentiment de bien-être.

M. Durand-Fardel trouve qu'on a exagéré beaucoup les accidents produits par les eaux de Vichy. M. Mialhe et lui rapportent ne pas avoir observé un seul cas de cachexie alcaline pendant vingt ans de pratique.

On n'a donc plus lieu de craindre la saturation alcaline, qu'il n'y avait lieu avec Barthez et Petit d'espérer l'obtenir. M. Durand-Fardel attribue les craintes mal fondées qu'a inspirées l'usage des eaux alcalines aux exagérations en sens contraire de M. Prunelle et de M. Petit, l'un les croyant nuisibles dans tous les cas, l'autre en abusant, et ne voulant pas en voir les inconvénients. M. Barrudel, médecin en chef de l'hôpital militaire à Vichy, dit pourtant avoir constaté quelques cas de cachexie alcaline et croit avoir remarqué l'intolérance particulière de ces eaux dans la goutte.

Quant aux indications à l'emploi de la médication thermale, elles ne sont pas les mêmes dans toutes les formes et à toutes les époques de la goutte.

Dans la goutte aiguë l'application des eaux ne devrait être commencée, ni pendant une attaque, ni lorsqu'elle est imminente, ni immédiatement après qu'elle a cessé, car son intervention dans ce cas aurait pour résultat, ou de repousser la goutte vers un autre organe, ou de ramener l'accès. Aussi devra-t-on tenir compte des époques auxquelles reviennent d'ordinaire les paroxysmes et régler sur elles le moment où l'on devra faire usage des eaux.

D'après M. Durand-Fardel, ce serait vers la fin de la saison, c'est-à-dire au mois de septembre, si l'attaque doit venir au commencement de l'été, ou bien dans les premiers jours de la saison, c'est-à dire au mois de mai, si elle doit venir plus tard. Trousseau a considéré comme très-dangereux l'usage des eaux sans discernement trop tôt après l'accès. Il faudra donc, d'après les conseils de M. Prunelle, s'informer de tout ce qui s'est passé depuis le dernier accès, et savoir jusqu'à quel point les sueurs et les urines ont pu dans cet accès être considérées comme critiques, et ne pas interrompre la crise, même par des bains d'eau ordinaire pour éviter la suppression de la goutte articulaire et ne pas provoquer les métastases.

Le traitement thermal, comme on peut le voir, n'a donc de véritable puissance que dans la goutte chronique ; pendant les accès, il est plus nuisible qu'utile.

On a accordé à Vichy pour l'emploi externe des eaux (bains) la propriété de dissoudre les concrétions, de faire céder les roideurs articulaires, s'il n'y a pas d'altération proprement dite des tissus fibreux et des cartilages et, par suite, de rétablir les mouvements. M. Durand-Fardel, a émis l'idée que ce n'est pas en dissolvant les concrétions, que cette action a lieu, mais en faisant cesser les congestions qu'entretiennent les dépôts. Ceux-ci sont alors résorbés ou éliminés comme corps étrangers. La médication alcaline est inefficace ou dangereuse quand la goutte présente des indications plus puissantes que celle de la diathèse, comme il arrive dans la goutte asthénique, aiguë ou chronique, où l'atonie est le caractère principal. C'est alors qu'il faudra avoir recours à un traitement thermal ferrugineux. La forme névropathique ne contre-indique pas l'emploi des eaux alcalines, mais elle exige qu'on n'ait recours qu'à des eaux faiblement minéralisées : Vittel, Néris, Contréxeville, Marcols, Boulou, etc.

L'âge avancé, les lésions organiques du cœur, l'asthme, les fluxions actives, les congestions cérébrales, les indigestions, la phthisie, les congestions passives des poumons, sont des contre-indications à l'usage des alcalins.

On administre les eaux de Vichy en boissons et sous forme de bains. Si c'est à la diathèse que l'on s'adresse, on les donne en boissons. Quant à la dose, il faut la varier suivant le plus ou moins de tolérance de l'estomac, mais il faut toujours débuter par des petites quantités, 5 ou 6 verres par jour, s'arrêter à 12 et ne jamais monter jusqu'à 20.

On emploie les bains contre les tophus ; il faut que leur température soit peu élevée et que leur durée n'excède pas vingt minutes. Ils ne sont pas toujours inoffensifs, ils favorisent la tendance à la goutte irrégulière ; il faudra donc proscrire leur usage pour les sujets prédisposés déjà à cette forme de la goutte.

La durée du traitement à Vichy ne doit pas excéder vingt-cinq à trente jours, car après cette période on est exposé à voir reparaître le cortége des symptômes d'intolérance éprouvée à son début. Suivant Trousseau, on ne devrait prendre ces eaux que dix à douze jours par mois. Cette remarque est très-judicieuse pour les eaux alcalines fortes. Quant aux eaux alcalines faibles (celles dont nous conseillons l'usage : Vittel, Néris, Marcols, etc.), nous croyons qu'elles peuvent être prises pendant un temps très-long sans amener d'accidents.

On pourra continuer le traitement, pendant les intervalles des saisons de Vichy, par des eaux naturelles transportées ou par des eaux artificielles. Les eaux transportées ont perdu quelque peu de leurs propriétés, à cause de leur température inférieure à celle de la source et de la précipitation partielle des sels qui en résulte ; mais elles seront toujours très-utiles pour les goutteux qui ne pourront pas se rendre à la station.

On emploie quelquefois l'eau de Vichy artificielle dont nous donnons la formule :

| | | |
|---|---|---|
| Bicarbonate de soude. | 3 gr. | 12 |
| Bicarbonate de potasse. | 0 | 23 |
| Chlorure de sodium.... | 0 | 08 |
| Sulfate de magnésie... | 0 | 35 |
| Eau gazeuse simple.... | 650 | 00 |

Faites une dissolution des sels à base de soude, une autre de sulfate de magnésie, mélangez ces liqueurs et chargez d'acide carbonique. Versez l'eau gazeuse qui en résulte dans des bouteilles. (Bouchardat.)

Il est entendu que ce traitement sera complété par de l'exercice, chose qui sera accomplie en faisant des excursions.

Nous comprenons comme similaires des eaux de Vichy que nous avons exposé plus haut celles de Vals, Karlsbad, Kissingen, Ems, Tœplitz, Bilin, Kreuznach.

Nous citons encore *Marcols*, eau minérale récemment connue, mais ayant déjà pris place dans la thérapeutique.

M. Gubler a eu occasion de l'employer dans son service à l'hôpital Beaujon, chez des goutteux et il en a éprouvé de très-bons effets.

C'est une eau mixte; elle a sous le rapport de l'alcalinité et par la présence du fer (0,055) les propriétés analogues à celles de Vichy et Vals et sans en avoir les inconvénients. De plus par la combinaison du fer et du bicarbonate de soude qu'elle contient, les inconvénients de ces deux substances isolées (constipation par le fer, déglobulisation par le bicarbonate de soude) se trouvent combattus l'un par l'autre et par là produire le double effet qu'on recherche si souvent chez les goutteux anémiques. La grande quantité d'acide carbonique qu'elle renferme la rend assez agréable ou goût. Elle est comme un moyen terme entre les alcalines fortes et les alcalines faibles auxquelles nous accordons une certaine préférence.

Nous trouvons en premier lieu *Néris* appartenant au groupe des bicarbonatées sodiques. M. le professeur Gubler quant à leur minéralisation les appelle inermes, ce qui ne veut pas dire inertes.

L'eau de Néris s'administre en boissons à la dose de 2 à 6 verres (Dupuis).

Pour le traitement externe, il consiste en bains et en douches.

Si c'est dans le but de rétablir la perspiration cutanée qu'on les ordonne, il faut que les bains soient pris tiédes et que leur durée soit assez prolongée.

*Contréxeville* sulfatées calciques de faible minéralisation. Selon M. Mamelet, c'est surtout dans la goutte chronique qu'elles seraient efficaces en éloignant les accès, rendant les suivants moins douloureux, dissipant les tophus, les fausses ankyloses et la faiblesse des membres.

On les emploie en boissons, en bains et en douches.

Leur efficacité, selon M. le docteur Baud, serait due à la présence de la chaux, du fer et de l'arsenic qu'elles contiennent. Elles sont diurétiques et ont l'avantage par une certaine quantité de l'acide carbonique qu'elles renferment de pouvoir être ingérées à assez hautes doses. Selon M. Baud, trois litres à trois litres et demi pourraient être bus dans une matinée sans inconvénient, leur saveur est fraîche. Sous leur influence, toutes les sécrétions sont activées.

*Vittel* appartient à la classe des eaux minérales bicarbonatées sulfatées mixtes.

Voici, d'après les résultats de l'analyse de M. Jacquemin, le tableau indiquant la nature et la proportion des corps ou des composés qui entrent dans la constitution de l'eau minérale de la Grande-Source de Vittel :

GRANDE-SOURCE.

| | |
|---|---|
| Acide carbonique libre | Faible quantité. |
| Bicarbonate (calculé avec la formule CHMO³) de chaux | 0,2025 |
| — de magnésie | 0,0737 |
| — de soude | 0,0510 |
| — de lithine | 0,0014 |
| — de fer | 0,0088 |
| Phosphate de chaux | 0,0023 |
| Silicates de chaux | 0,0035 |
| — de soude | 0,0390 |
| Sulfates de chaux | 0,6800 |
| — de magnésie | 0,1824 |
| — de soude | 0,1461 |
| Chlorures de potassium, de sodium et de magnésium | 0,0903 |
| Traces de fluor, de strontiane, d'alumine, d'arséniate de fer, de magnésie, acide borique (nouvellement trouvée) et matière organique | 0,0420 |
| Total par litre | 1,5230 |

D'après cette analyse, aussi bien que d'après celles qui avaient été faites précédemment, l'eau de la Grande-Source de Vittel doit être classée parmi les eaux salines bicarbonatées sulfatées mixtes. Elle fait partie, dit M. Bouloumié (1), du groupe des eaux faiblement minéralisées; si l'on ne savait pas que les substances introduites dans l'organisme n'agissent pas seulement en proportion des quantités ingérées, mais surtout en proportion des quantités absorbées et assimilées ; que, d'autre part, leur aptitude à l'absorption et à l'assimilation résulte de l'état sous lequel elles se présentent, on serait tenté de les classer dans le groupe des indéterminées, et on ne saurait se rendre compte de leur puissance d'action.

La réaction qu'elles produisent est faible, leur but est de rétablir les sécrétions. Elles sont diurétiques, comme celles de Contréxeville. Leur action antigoutteuse peut s'expliquer aussi bien par cette propriété physiologique que par la vertu

(1) Bouloumié. Les dyspepsies, la gravelle et la goutte, 1873, p. 7.

antiurique de l'acide borique et de la lithine qui entrent dans leur composition, ou mieux encore par le pouvoir qu'elles ont de régulariser la digestion et de s'opposer aux dyspepsies. Ce dernier résultat est dû à la présence du chlorure de sodium et du bicarbonate de fer.

M. le Dr Bouloumié dit qu'elles sont utiles aux goutteux lymphatiques, anémiques, habitant des villes, aux hommes livrés aux travaux d'esprit. Elles se conservent bien et peuvent être bues à domicile.

Pour nous résumer, nous donnons donc la préférence aux eaux alcalines faibles, et principalement à Vittel (Grande-Source), parce que ce traitement peut être suivi pendant longtemps sans amener les accidents si redoutés produits par la médication alcaline.

Ce qui nous la fait recommander d'une manière toute particulière, c'est d'abord sa longue conservation, dont nous avons parlé plus haut, point très-important pour les gens qui ont besoin d'un long traitement et ne peuvent pas se rendre à la station; en second lieu, c'est qu'elles se supportent plus que celles de Contrexéville, et qu'elles ont moins besoin d'être ingérées à hautes doses que celles-ci pour que leur effet soit efficace.

Nous proposons aussi *Marcols*, *le Boulou*, *St-Martin de Ferouillat*, eaux minérales dont M. Gubler a expérimenté les effets, et qui ont répondu aux recherches de ce savant praticien.

Quant aux eaux laxatives, nous en possédons un grand nombre en France; ainsi, nous en avons une à Vittel, la source Marie, les eaux d'Aulus, de Vacqueyras, Saint-Gervais, Chatelguyon, etc., ce qui nous dispense de puiser en Allemagne (Friederichshalle, Pulna et d'autres Bitter-Wasser), attendu que nous avons ici mieux sous le rapport de la minéralisation.

## HYGIÈNE. — RÉGIME.

L'hygiène et le régime sont, pour tous ceux qui ont écrit

sur la goutte, deux choses si importantes que même ceux qui ont nié tout traitement curatif de cette maladie, et ils sont nombreux, pour ne pas dire tous, ont beaucoup insisté sur le régime et l'hygiène d'un goutteux ; nous-même, prenant la goutte à son point de départ, les considérons comme indispensables. Aussi allons-nous nous étendre un peu longuement sur ce chapitre.

Le régime et l'hygiène sont signalés comme devant être observés rigoureusement par tous les auteurs, même les plus anciens ; nous commençons donc par le régime.

Quel régime doit-on faire suivre à un goutteux? Voilà la question que se pose tout le monde. Elle est très-simple, mais si on l'envisage au point de vue qualificatif et quantitatif, on verra qu'elle est assez complexe ; il est cependant le point sur lequel les auteurs sont le plus d'accord.

La grande question est de savoir s'il faudra donner aux goutteux des aliments azotés ? Les auteurs ne sont pas tous d'accord à ce sujet. Nous nous rangerons du côté de ceux qui disent oui, mais bien entendu en petite quantité, et à la condition que l'exercice soit en rapport de la qualité et de la quantité de nourriture prise, afin d'établir un équilibre entre les diverses fonctions (nutrition, assimilation, désassimilation).

Nous allons donc donner la liste des aliments propres à la nourriture des goutteux, suivant la classification très-bien faite de M. Bouchardat, et que nous empruntons à M. Desjardin (*thèse de Paris*, 1873), parce qu'elle nous semble résumer tout ce qu'il y a de plus complet.

Les viandes seront permises, sauf à choisir les moins nuisibles. On donnera de préférence le bœuf et les moutons grillés. On peut permettre aussi le veau et même le porc. Il est inutile de défendre absolument le gibier à poil : lièvre, chevreuil, sanglier, et le gibier à plume, tels que perdrix, faisans, bécasses, bécassines, ortolans, mauviettes. Les volailles : poulets, dindons, pigeons, oies.

On observe une grande réserve pour les *foies*, surtout pour les foies de canard et les foies d'oie. Il est bien entendu que toutes ces choses devront être réglées, sous le rapport de la quantité, par le médecin.

Le mouton roti est de toutes les viandes celle qui se digère le mieux ; on devra donc la prescrire de préférence aux goutteux.

Scudamore a proscrit complètement la viande de porc.

M. Bouchardat montre plus de sévérité que Garrod à l'égard des poissons à chair blanche, comme la morue, la sole, le merlan, que celui-ci permet; tous deux sont d'accord pour proscrire le saumon, auquel on peut joindre l'anguille et la lamproie. Tout au plus pourra-t-on en accorder de temps en temps de petites quantités.

Pour nous, on pourra proscrire les poissons gras et huileux, comme le saumon et le maquereau.

Scudamore préconise les huîtres cuites, et dit avoir vu plusieurs personnes s'en trouver très-bien. Clarke dit que le hareng serait excellent aux goutteux; nous en doutons.

Les *œufs* et le *lait* ne sont guère propres aux goutteux. Les œufs par le souffre qu'ils contiennent peuvent donner lieu à la formation d'acide sulfurique qui augmentera l'acidité des urines. Le *lait* est utile cependant, lorsque l'estomac supporte difficilement une autre nourriture, dans le cas de dyspepsie, de gastralgie et d'ulcère simple de l'estomac. Mais son usage exclusif affaiblit, et ne peut être continué que concurremment avec un exercice convenable. Sydenham dit que la débilité produite par la diète lactée peut donner lieu au retour d'accès violents. On pourrait cependant invoquer en sa faveur le pouvoir qu'on lui a attribué de transformer une partie de l'acide urique en acide hippurique.

M. Galtier-Boissière, dans son excellente thèse, dit que le régime mixte est celui qui convient le mieux aux goutteux. Il faut donc défendre une alimentation composée principalement de viandes. Quant aux végétaux, dit Reveillé-Parise, ceux qui conviennent le mieux aux goutteux, sont ceux qu'ils digèrent le mieux. On devra rejeter les fromages, surtout ceux qui sont avancés.

On peut permettre l'usage des *féculents* et des *sucres*, quoiqu'on les ait accusés d'être, ainsi que les corps gras, une des causes de la diathèse urique, qu'ils favoriseraient en enlevant aux matières azotées l'oxygène nécessaire à leur combustion.

La glycosurie serait sans doute plus à craindre, surtout chez les goutteux obèses, à qui, pour ce motif, on ne fera manger d'autre pain que celui de gluten. Il faudra donc user modérément du pain, du sucre, des haricots, des pois, des lentilles. Ces légumes seront mieux digérés à l'état de farines qu'à l'état de grains; ils régularisent les selles.

Parmi les *aliments féculents*, les plus appropriés seront ceux qui, comme la pomme de terre, l'igname de Chine, le cerfeuil bulbeux, la patate, renferment une certaine quantité de *citrate* ou de *tartrate de potasse* qui agira à la façon des alcalins, en se transformant en carbonate. On peut y ajouter les espèces qui renferment de l'*inuline* (topinambours, artichauts).

Défendre les *substances herbacées* qui sont susceptibles de contenir de l'oxalate de chaux, comme l'oseille, la rhubarbe, les tomates, et par là déterminer la diathèse oxalique, proche parente de la diathèse urique, ou produire des embolies, auxquelles on a attribué certaines morts subites dans la goutte. Quant aux *asperges*, elles excitent trop la sécrétion urinaire et irritent par conséquent les reins.

On peut permettre les *salades* suivantes : laitue, romaine, escarolle, chicorée, mâche, barbe-de-capucin, cresson, mais très-peu assaisonnées.

Quant aux *légumes*, il faudra restreindre, sinon défendre, l'usage des choux ordinaires, choux de Bruxelles, choux-fleurs, et donner la préférence aux épinards, salsifis, cardons, concombres, sur les navets, les carottes, les truffes et les champignons.

On pourra permettre le radis noir en raison des quinates de potasse et de chaux qu'il contient, qui ont une action particulière contre la goutte.

La plupart des *fruits acides* ont rapport aux sels alcalins à acides végétaux, auxquels ils doivent la propriété de favoriser l'élimination de l'acide urique. Ainsi Scheele a découvert des bisels de potasse dans les citrons, la groseille, les fraises rouges. Linné dit que l'usage habituel des fraises est extrêmement avantageux pour prévenir les attaques de goutte. Arétée avait déjà observé que la destruction des mûriers, dans certains pays, y avait amené une certaine épidémie de goutte, maladie inconnue jusqu'alors. Les groseilles, les framboises et les cerises renferment des bicitrates et des bimalates de potasse. L'urine d'un indivdu qui mange 500 grammes de cerises douces devient à peu près aussi alcaline que s'il avait pris 8 à 12 grammes d'un sel alcalin végétal. (Wolher.)

En raison de leur action diurétique, les raisins et les oranges peuvent être utiles, mais à la longue ils fatiguent l'estomac. Nous avons dit plus haut que le raisin aide la transformation des divers urates de l'économie en bicarbonates plus solubles.

Voici à peu près la liste des aliments dont doit se composer le régime des goutteux. Nous posons maintenant la question suivante : Convient-il de faire de plusieurs de ces substances un régime mixte, ou bien vaut-il mieux se borner à une seule, afin d'empêcher l'abus par la satiété? Oui, du moment qu'on peut arriver au même résultat, en réglant bien exactement les doses ; le régime mixte sera préférable, parce qu'il n'expose point au dégoût et aux dyspepsies. Seulement on pourra, d'après l'avis de M. Galtier-Boissière, ne manger à chaque repas que d'une seule espèce de viande, afin de ne pas tenter l'appétit par la variété. Sydenham recommande de ne faire qu'un repas par jour et de remplacer le vin par un verre de petite bière. Si l'on en fait deux, celui du matin pourra être plus copieux, pourvu qu'il soit suivi dans la journée de quelques heures d'exercices.

Du reste, la quantité d'aliments dont un goutteux peut faire usage doit être réglée par le médecin lui-même, suivant le degré d'activité, la force et l'âge du malade; il sera prudent de lui fixer le nombre des mets, ainsi que celui des repas, et de ne point s'en rapporter à la discrétion du malade. Le médecin doit être très-sévère sous ce rapport, attendu que les limites posées seront toujours dépassées.

L'eau est la vraie boisson du goutteux (Bouchardat); on peut y ajouter au besoin du quinquina, des toniques et des amers. Nous lui recommandons des vins légers, jamais purs, toujours coupés avec des eaux minérales faibles, des petites bières et le thé.

Quant aux boisons alcooliques distillées et fermentées, nous en avons assez longuement parlé aux causes productrices de la goutte pour que nous nous croyions dispensé de les rappeler ici.

Maintenant nous allons indiquer la somme et le genre d'exercice qu'un goutteux doit accomplir, pour équilibrer l'ingestion et pouvoir remplir les conditions dépendantes.

Il est de notoriété que la première condition à remplir, par rapport à l'hygiène, pour un goutteux ou un individu soumis à la diathèse goutteuse, c'est de choisir une profession qui lui donne presque constamment un exercice musculaire suffisant, afin d'arrêter la prédisposition à retenir l'excès d'acide urique, principe constituant de cette maladie. Il doit donc éloigner avec soin toute idée de profession qui le force à rester longtemps en repos, telles que celles d'avocat, de juge, d'employé des bureaux et donner la préférence à des professions mécaniques, exigeant des mouvements du corps tout entier, par exemple, celles de facteurs, postillons, médecins de campagne, professions qui obligent de mettre en mouvement tout le système musculaire.

Dans les professions libérales, comme celles de propriétaire, de banquier, de rentier, etc., où les occupations de l'ordre intellectuel sont volontaires ou limitées à certaines heures de la journée, il faudra alors combattre l'inertie en forçant ces individus à prendre un des exercices que nous avons mentionnés. On peut varier ces exercices (promenade à pied ou à cheval, danse, chasse).

Nous citerons encore les professions véritablement sédentaires, dans lesquelles la journée entière est souvent remplie par un travail qui ne donne pas lieu à une somme de mouvements suffisants (employé, magistrat, marchand, etc.). Dans ce cas, il faudra qu'il change de profession, ou bien on lui ordonnera de faire, à ses moments de liberté, des exercices artificiels sous forme de gymnastique, qui procurent le plus de travail en moins de temps. Selon M. Galtier-Boissière, l'employé retenu tout le jour à son bureau, devra se loger le plus loin possible de celui-ci et prendre, pour s'y rendre, le chemin le plus long. M. Durand-Fardel recommande l'exercice en chambre, qu'il est facile de doser et qui consistera dans des mouvements des bras et des jambes.

M. Bouchardat varie les exercices de toutes les manières; il utilise les forces à mesure qu'elles reviennent. Les exercices journaliers du corps, des bras, des jambes, sont indispensables. On devra rechercher, avec le plus grand soin, ce qui peut donner de l'attrait à ces exercices de chaque jour : chasse, escrime, exercices militaires, exercices de la rame, patinage, jeu de paume, billard, boules, travaux manuels ordinaires, tels que fendre, scier, tourner du bois, jardiner, bêcher, piocher, rouler une brouette. Pour les femmes on indiquera les travaux les plus actifs du ménage et la danse.

Pour Sydenham; *l'équitation* est placée au-dessus de tous les autres exercices, et il pensait qu'un homme qui trouverait un spécifique aussi efficace ferait aisément fortune. Mais cet exercice met peu de parties du corps en mouvement, surtout chez les bons cavaliers qui se maintiennent sans effort, et n'ont aucun muscle en contraction. Haller dit qu'il entraîne peu ou point de pertes et n'amène pas une augmentation notable dans l'activité des sécrétions et de la circulation. Hippocrate, au contraire, la regarde comme faisant naître la goutte, et il dit, en parlant des Scythes : « Là où l'équitation est un exercice journalier, beaucoup sont affectés d'engorgement des articulations, de sciatique, de goutte. »

La profession de cocher y prédispose ; on ne doit pas cependant négliger cette ressource, lorsque ce sont des goutteux perclus ou des vieillards à qui tout autre mode de locomotion est interdit.

M. Michel Lévy a dit que « la *marche* est l'exercice qui convient le plus à l'homme ; elle exige, non-seulement l'action des membres inférieurs, mais encore celle du tronc et des membres supérieurs. »

L'*escrime* est un exercice qui nécessite la participation de tous les membres et de toutes les articulations.

La *natation* a l'avantage d'ajouter l'action du bain à celle de l'exercice ; elle active les fonctions de la peau, surtout si elle est suivie de frictions ; très-bon exercice pour ceux à qui on peut l'administrer sans inconvénients.

La *danse* est l'exercice le plus propre aux femmes auxquelles le choix d'exercices violents est très-restreint.

La *chasse* est un bon exercice, mais limité à certaines saisons, irrégulier et accompagné souvent d'un écart de régime, qni en détruit les bons effets. Pour obvier à cet inconvénient, on doit défendre aux chasseurs de faire des excès de table, ce qui, dans ce cas, rendrait cet exercice plus nuisible qu'utile.

Le *voyage* est aussi un moyen excellent, outre les influences de climat et le séjour dans certains pays où la goutte, dit-on, ne se développe pas (pays chauds, pays de montagnes), il peut être favorable aux personnes qui en sont menacées ; les voyages ont l'avantage de donner lieu souvent à des excursions qui peuvent remplacer tout autre exercice. L'habitude, en Angleterre, est que certains goutteux aillent chercher leur guérison aux îles Canaries, au Cap, aux Indes, etc. Excellent moyen pour les gens paresseux de se déranger.

La *gymnastique* est le moyen d'exercice le plus puissant et le plus efficace contre la goutte ; il permet d'exécuter tous les mouvements avec méthode, les combine pour produire le plus de travail possible et ne laisse aucun muscle inactif ; la durée de la séance ne doit pas dépasser une heure. Après on fera des lotions avec de l'eau froide sur le corps en sueur, on essuiera vivement, on pratiquera les frictions et le massage. M. Bouchardat dit que : « l'exercice du gymnase est surtout utile, quand le chef de l'établissement a une grande habitude pratique, que les appareils sont bien conçus, que le personnel des servants est convenable, que les amateurs sont assez nombreux pour donner de l'attrait au travail. »

Son principal effet est d'activer la respiration et, par conséquent, de régulariser la nutrition.

M. Bouchardat applique au traitement de la goutte le régime ou entraînement des pugilistes. Voici ce qui constitue cette attitude :

1° Au moyen de sueurs, de purgations, de la diète, on fait maigrir le sujet pour le débarrasser de la graisse qui l'alourdit, et le rend impropre aux exercices ultérieurs ;

2° On lui fait faire une promenade pour dévoiler les parties faibles, qu'on frictionne. On entretient les fonctions de la peau, dans toutes les parties, pour régulariser la circulation ;

3° On gradue les exercices suivant les conditions individuelles de profession, d'âge, etc.

Le matin, après déjeuner : Promenade de 3 kilomètres avec échappées de 2 à 300 mètres à toute vitesse.

Après le dîner (2 heures) : Travaux de jardinage, jeux de disques, palets, crickets.

Avant le souper : Course ou promenade assez longue.

Par ces moyens de l'hygiène que nous venons de rapporter, on peut sinon guérir la goutte, mais au moins la retarder et même l'éloigner, en donnant l'exercice manquant, en empêchant son principe constituant la rétention d'acide urique dans l'économie.

On devra, pour l'exercice du corps comme pour l'alimentation, observer une règle, c'est-à-dire ne tomber en aucun excès ni en trop, ni en moins. Il ne faudra pas en arriver jusqu'à l'harassement, car les fatigues excessives sont notées comme causes de la goutte.

On doit tenir compte de l'âge, de la vigueur naturelle de l'individu, et on appropriera à chacun le mode d'exercice qui lui conviendra le mieux. On devra combattre la résistance que les habitudes de quelques malades (la paresse), opposent à une pratique, dont ils sont les premiers à reconnaître les effets. Les vieillards, auxquels on ne peut guère prescrire d'exercice violent, feront le moins actif des moyens dont nous venons de parler, qui leur donnera plus de bien-être que tous les spécifiques.

Hippocrate a dit : » Le changement d'occupation est un délassement. » On devra donc s'attacher à varier le plus possible ces exercices ; nous donnons ici le programme que Ponsart traçait à un jeune homme attaqué de la goutte (Thèse de M. Dambax, Paris, 1866). Le lundi, ce jeune homme jouait à la paume trois ou quatre heures dans la matinée ; le mardi, il jouait au mail ; le mercredi, il allait à la chasse ; le jeudi, il montait à cheval ; le vendredi, il faisait des armes ; le samedi, il allait à pied à une de ses terres, éloignée de trois lieues, et il en revenait, le dimanche, de la même façon.

La croyance était, que l'exercice favorisait l'absorption de l'oxygène, ce qui permettra à l'acide urique de subir un degré d'oxydation plus avancé.

Selon Lehmann, l'exercice musculaire augmente l'élimination de l'urée et diminue celle de l'acide urique ; Fick et Wislicenus, par une série d'expériences sur eux-mêmes, entreprises dans une ascension du Faulhorn, ont montré que la source des actions chimiques provoquées par le travail, provenait des matières ternaires hydrocarbonées et non des matières protéïques, ni même de la substance des muscles. Traube et Parkes sont arrivés aux mêmes conclusions, et ont prouvé que l'activité musculaire produit une diminution des substances azotées éliminées par les urines. Quant au processus, par lequel l'exercice arrête la goutte, il est très-difficile à établir.

Pour conclusion de tout ce que nous venons de dire sur l'exercice, nous ne pourrons que citer cet aphorisme de M. Bouchardat : « L'exercice énergique est la pierre angulaire de la prophylaxie de la goutte. »

Pour l'*hydrothérapie*, elle est, dans l'hygiène de la goutte, le corroborant de l'exercice qu'elle doit toujours accompagner. Aussi, devra-t-on faire prendre à un goutteux, chaque semaine, deux ou trois bains tièdes de vingt minutes à une heure au plus, et à une température agréable. Après le bain il faudra lui faire des frictions avec des linges raides, suivi d'un massage. Pendant l'hiver, on fera des frictions sèches sur le corps en sueur (Bouchardat).

L'*eau froide* est une très-bonne chose, et très-anciennement connue, puisqu'elle a guéri l'empereur Auguste de la goutte. Si, soit pour une cause, soit pour une autre, on ne peut donner des bains froids, il faut les remplacer par l'immersion momentanée (Williams, Bouchut), par des affusions avec des éponges (Stoll), ou par l'application d'un drap mouillé. Pour que ces moyens soient utiles, il faut les faire suivre de frictions, massage, marche, enfiu un exercice quelconque ayant pour but de les faire suivre de réactions et de sueurs. Quant aux sueurs générales, comme les sueurs locales, dont nous avons parlé plus haut, on doit les rappeler dans les cas de suppression, car cette rétention amène des accès de goutte ; on indique les vêtements chauds et les moyens énoncés ci-dessus.

Voici, quant à l'hygiène, tout ce que nous croyons devoir dire. Nous tenons à rappeler comme terminaison, que tous les excès, même en bien, sont nuisibles aux goutteux ou aux individus soumis à la diathèse goutteuse. De là ressort donc l'importance de bien régler l'hygiène des goutteux, et le médecin doit tenir à ce que ses prescriptions, à ce sujet, soient rigoureusement suivies.

---

## CONCLUSIONS.

Dans cette étude nous avons énoncé toute la goutte, mais nous avons envisagé, d'une manière, en quelque sorte plus particulière, la dyspepsie, car, pour nous, cette cause occasionnelle joue un grand rôle dans l'affection goutteuse. Combattue par un traitement combiné, elle peut quelquefois prévenir et même souvent enrayer les manifestations de la diathèse goutteuse.

Pour nous résumer, nous concluons donc que la première indication à remplir, chez un goutteux ou un sujet soumis à la diathèse goutteuse, c'est de parer au mauvais état du fonctionnement des voies digestives, de les rétablir au plus vite par tous les antidyspeptiques, et l'usage d'une eau minérale alcaline faible, et surtout se bien garder de donner des eaux minérales alcalines fortes, telles que Vichy, etc., et, dans les cas où on les ordonnerait, de les prescrire à petites doses et pendant un temps très-court.

A une période plus avancée, nous avons songé à un traitement mixte que nous recommandons. Il consiste dans l'administration des eaux minérales de Vittel, concurremment avec le benzoate de lithine ferrugineux.,

Nous ne conseillons d'employer le colchique que dans des cas excessivement rares, c'est-à-dire lorsqu'il faut, à tout prix, retarder une attaque de goutte.

Enfin, nous insistons beaucoup sur le régime et l'hygiène, et considérons leur pratique rigoureuse comme essentiellement utile aux goutteux.

---

## BIBLIOGRAPHIE.

**Demetrius Pepagomène.** Liber de podagra, græce et latine, etc., quem notis illustravit I. Stephan Bernard, Leyde, 1743. — **Sydenham** (Th.) De podagra et hydrope. Londres, 1683. — **Musgrave** (G.) De arthritide symptomatica dissertatio, etc., 1707. — **Excester**, 1703. De arthritide primigenia, etc., editio Musgrave, London, 1776. — **Stahl** (G. E.) Resp. Jo. Cons. Tiefenbach. Diss. sistens podagræ novam pathologiam. Halle, 1704. Reens, in Haller, Disp. pract., t. VI. — **Cheyne** (G.) Essey on the gout. London, 1723. — **Morgani**. Epist. anatomicæ Ep. LVII, nº 4. Lugd. Batav., 1728. — **Desault** (Pierre), de Bordeaux. Dissert. sur la goutte et la méthode de la guérir radicalement. Paris, 1730. — **Douglas** (J.) A short dissert. on the gout, etc. Lond., 1841. — **Hoffmann** (Fréd.) De dolore podagrico et arthritrico vero et inveterato, prim. ed. 1701. Theses pathol. ex opera omn. t. II, p. 339. — De genuino et simplissimo doloris podagrici remedio, 1697; ex op. omn. suppl. III, p. 173. — De cura doloris podagrici preservatoria per simplicissima remedia, prima ed. 1738, ex op. omn. suppl. III, p. 180. — De podagra retrocedenda in corpus, prima ed. 1700, ex op. omn. suppl. III, p. 187, et passim in op. omnia; Genève. — **De Haen.** Hist. podagræ phil. Ludov. card. de Sinzendord; Nuremberg, 1751. — **Liger** (Louis). Traité de la goutte, Paris, 1753. — **Van-Swieten**, Commentaria in Boerhaavii Aphorismos, 1764, t. IV, p. 354. — **Coste**, Traité prat. de la goutte. Paris, 1768. — **Dessault**, Dissertation sur la goutte, Paris, 1780. — **Parascowitz**. De arthritide, Viennæ, 1780. — **Berthollet**, Journal de physiologie, avril et juin 1786. — **Forbes**, Treatise on gravel and gout. London, 1787. — **Wollaston**. On gouty and urinary concretions Lond. 1796. — Philosoph. Transac. 1797, p. 387, — Philosoph. Transac., 1810. — **Barthez** (P.) Traité des mal. goutteuses, Paris, 1802. — **Brown**, Éléments de méd., trad. Fouquier, Paris, 1805. — **Wilson**, Handbuch über Entzündungen. Rhumatismus und Gicht., Leipzig, 1809. — **Scudamore** (C. H.) A treatise on the natura and cure of gout; London, 1816, trad. franç. par Deschamps. Paris; 1820. — **Cullen**, Médecine pratique. Paris, 1819. — **Petit** (Ch.), Thèses de Paris, no 72, 1820, p. 14. Quelq. consid. sur la nat. de la goutte. Paris, 1835. — Nouv. résultats de l'empl. des eaux minér. de Vichy dans le trait. de la goutte. 1842. — **Prout**. On inquiry in to the nature, on treatement of the diabetes calculus, etc.; London 1825. On the nature and treatement of stomach and renal diseases. 5e edition. London 1844, pages 25, 32, 34, 211. — Stomach and renal diseases, 1848, page 211. — **Dzondi**, Was ist Rheuma und Gicht? Halle, 1829. — **Magendie** Rech. sur la gravelle (Dict. de méd. et chir. prat., Paris, 1833, t. IX, p. 237. — **Rayer**. Traité des malad. des reins et des altér. de la sécrct. urinaire., etc.; Paris, 1838-41, t. I, p. 234. **Patissier**, — Rapport sur l'empl. des eaux min. de Vichy, dans le trait. de la goutte. (Bull. de l'Acad. de Méd. Paris, 1840, t. V, p. 60). — **Todd**. Practical Remarks on gout and rheumat.; Lond. 1843. — Clinical lecture on two cases of gout. (Lond. med. Gaz. 1856). — Clinical lecture on certain diseases of the urinary organes; Lond. 1857. — **Bramsen**, Arthritische Erkrankund der Gelenkknorpel (Zeitschrift f. rat. med. 1845, t. III, p. 175. — **Carmichael**, Dublin Quaterly Journal, 1846, t. II, p. 283. — **Garrod**, Medico-chir. Transac. med. Gaz. London, 1848. — Westminster Med. Society et Lancet, 1850. (Med. Times and Gaz., 1858). — The specific chimical and microscopical phenomenal of gouty inflammation (Med. Times and Gaz., 1859). —The nat. and treat. of gout and Rheumatic gout, London. —La goutte, sa nat. et son trait., trad. par A. Ollivier et annoté par Charcot; Paris, 1867. — **Rouget** et **Charcot**, Altér. des cartil. dans la goutte. (Mémoires de la Société de Biol., an. 1850, p. 129. — Altér. des cartil. dans la goutte (Compte rendu de la Soc. de Biolog., an. 1858, p. 129. — **Budd** (G.) The

Lancet, 1851, p. 482. — On the organice diseases of the stomach; London, 1855. — **Durand-Fardel.** Mém. sur la goutte et son trait. par les eaux de Vichy (Gaz. méd. de Paris, avril et mai 1851). — Gaz. hebdom. 1855. — Lettres sur le traitement de la goutte par les eaux de Vichy (Gaz. Hôp.) 1867, p. 247 et 258. — Traité prat. des mal. chron., Paris, 1865, t. I, p. 25 et 110. — **Charcot.** Etudes pour servir à l'hist. de l'affect. décrite sous le nom de goutte asthénique primitive, nodosités des jointures. — Thèse inaug., Paris 1853. — Sur les Concrétions tophacées de l'oreille ext. chez les goutteux. (Gaz. Hebd. 1860). — L'intox. saturn. exerce-t-elle une influence sur le développ. de la goutte? (Gaz. Hebd. 1863.) — Leçons sur la goutte (Gaz. des Hôp. 1866, passim). — Leçons sur la goutte (Gaz. des Hôp. 1867, passim, Bull. de thérap., 1867). — Leçons sur les malad. des vieillards recueillies par Bull., 1867. — **Robin** (Ch.) et Verdeil, Chimie anat. et physiologique, Paris 1863, p. 399. — **Braun**, Deutsche Klinik 1854, p. 22. — Beitrage zu einer monographie der Gicht Wiesbaden, 1860, trad. par Meder, Paris, 1862. — **Vogel**, Rheumatismus und Gicht in Virchow's Handb. Erlangen, 1854. — **Bence-Jones**, The Lancet, 1856, p. 98. Lectures on pathology and therapeutics. London, 1867. — **Chauffard**, Parallèle de la goutte et du rhum. Thèse de conc. d'agrég. Paris, 1857. — **Thudichum.** On the pathology of the urine. London, 1858, p. 95. — **Galtier-Boissière.** De la goutte. Thèse de Paris, 1859. — **Gairdner.** On gout, its history, its cause and its cure 4e éd., London, 1860. — **Golding-Bird.** De l'urine et des dépôts urin., trad. O'Rorke. Paris, 1861. — **Trousseau**, Gaz. des Hôp. et Union Méd., 1861. — Clinique méd. de l'Hôt.-Dieu, 4e éd., Paris, 1873. — **Graves.** Clinique méd., trad. p. Jaccoud, 1862, 3e éd. 1871. — **Jaccoud.** De l'humorisme ancien comparé à l'humor. moderne, thèse agrég. Paris, 1863. — Art. *Goutte* Nouv. Dict. de méd. et chir. pr., t. XVI. — **Charcot** et **Cornil.** Contrib. à l'étude des altér. anat. de la goutte, etc. (Mém. de la Soc. de biol., compt.-rend. 1863, p. 139. — Altér. des reins chez les goutteux (Gaz. des Hôp., 1864). — **Cornil.** Mém. sur les coïncid. path. du rhum. artic. chron. (Mém. de la Soc. biol., 1864, p. 3). — **Zaleski.** Untersuchungen üb. die uræmischen process. Tübingen, 1865. — **Mercier.** Qqs. idées sur l'orig. et le trait. de la goutte, 1866. — **Lasègue.** Arch. gén. de méd., juillet 1867. — **Bucquoy.** Pathogén. de la goutte; ses rapp. avec l'intox. saturn. (Bull. de la Soc. des méd. des hôp., 24 avril 1868, et Union méd., 23 juin 1868, t. V, p. 948). — **Gigot-Suard.** Des affect. cutan. constit. et leur trait. p. les eaux sulfureuses (Mém. de la Soc. d'hydrologie de Paris, 5 février 1868). — L'Herpétisme. Paris, 1870. — **Virchow.** Seltene Gicht ablagerungen. (Archiv. XLIV), 1868. — **Fontaine.** Mém pour servir de base à une nouv. méth. de trait. de la g., Paris 1869. — **Fernet,** Diathèse urique, thèse d'agrég., 1869. — **Dittrich** (de Munich), Nutzen des Kohlensaur. Lithium gegen Gicht, etc. (Blätt. für Heilwiss. 1870, t. I, p. 3). — **Rabuteau**, De l'act. de l'alcool dans la pathogénie de la goutte (Commun. à la Soc. de Biol., juillet 1870, et Lyon médical, 1872, p. 563. — **Desjardins**, Goutte normale, Thèse de Paris, 1872. — **Bouloumié**, Dyspepsie, gravelle et goutte, 1873.



A. Parent, imprimeur de la Faculté de Médecine, rue M.-le-Prince, 31.